集中力 思考力 創造力 が身につく！

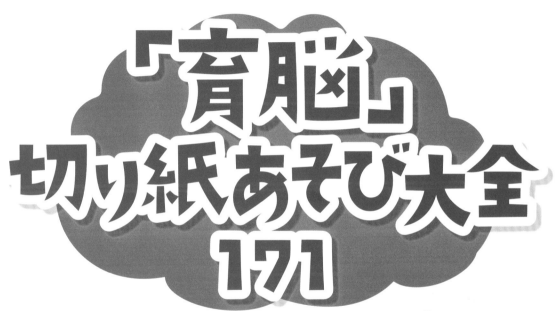

「育脳」切り紙あそび大全 171

脳科学監修　　作品監修
加藤俊徳　　小林一夫

JN073814

PHP

切り紙は子どもの脳にさまざまに アプローチする

医学博士・株式会社「脳の学校」代表　**加藤俊徳**（かとうとしのり）

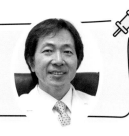

　私たちは「脳」とひとくくりにしますが、脳の中は、情報を収集する部位、情報を理解する部位、体を動かす部位など、大まかに８つに分かれています。わたしはそれを「脳番地」と名づけました。それぞれの脳番地をかたよることなく刺激することで、脳番地同士のネットワークは強くつながり、脳全体の発達をうながします。

　脳の成長は、おおむね頭の後ろのほうから前に向けて発達していきますので、幼いうちはとくに、「見る」「聞く」「動く」「さわる」という体験を多くつませることが大切です。

　このとき役立つ遊びの一つが「切り紙」です。切り紙には、折る、書く、切る、というさまざまな動きが含まれ、多角的に脳をきたえます。さらには、たくさんの色や柄や紙質で、視覚や触覚を刺激します。紙を開いてできあがり作品を見たときの驚きや達成感も、脳にとってのよい刺激になります。また、書かれた線を見ながら、はさみの向きや切り進める距離をコントロールするためには目と手の動きを連動させる必要があり、幼い子にとっては、大人が考える以上に複雑な行動です。それだけに、脳が受ける刺激は大きなものになります。

切り紙をやっていると、息をするのも忘れているのではと思うくらい、はさみの先をじっと見つめ、驚くような集中力を見せる子もいます。こんなとき、複数の脳番地を同時に使っているので、大人はそっと見守りましょう。また、作品や紙を選ぶときに「どれがいいかな」「これはどう思う？」と語りかけたり、切り終わった作品を見て、「すごくかっこいい！」「ていねいに切れたね」「どこが大変だった？」などの会話を楽しみ、「聞く」「話す」「考える」ための脳番地も刺激するといいでしょう。

少し大きくなってくれば、ここを切ったらどうなるだろう、この形を切るためにはどうすればいいだろうと、創意工夫する力を伸ばしていくことができます。切り紙には、子どもの自由な発想をうながす可能性が満ちているのです。

❶ **思考系脳番地**
考えたり判断したりすることに関係する

❷ **感情系脳番地**
喜怒哀楽など、感性や社会性に関係する

❸ **伝達系脳番地**
話したり、コミュニケーションに関係する

❹ **運動系脳番地**
体を動かすことに関係する

❺ **理解系脳番地**
得た情報を理解し、役立てる

❻ **聴覚系脳番地**
耳で聞いた情報を取りこむ

❼ **視覚系脳番地**
目で見た情報を取りこむ

❽ **記憶系脳番地**
情報を覚え、それを使いこなす

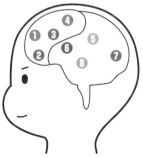

「育脳」切り紙あそび大全171

脳をきたえる 切り紙あそび

切り紙パズル、トントンずもう、着せかえなど、切り紙を通して、さらに脳を刺激するあそびを紹介します。

70、80、92、110、132、146、166、176、202、220

さくら、チューリップ、バラ、すみれ……かわいい花からデザイン化した花まで、切り紙らしいはなやかな作品が作れます。

大きなりんごやパイナップル、つながったぶどうやさくらんぼなど、子どもがよろこぶフルーツがいっぱいです。

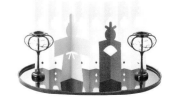

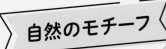

自然のモチーフ

季節ごとの花や実り、星や雪など、
自然は美しい対称でできていて、
切り紙にぴったりです。

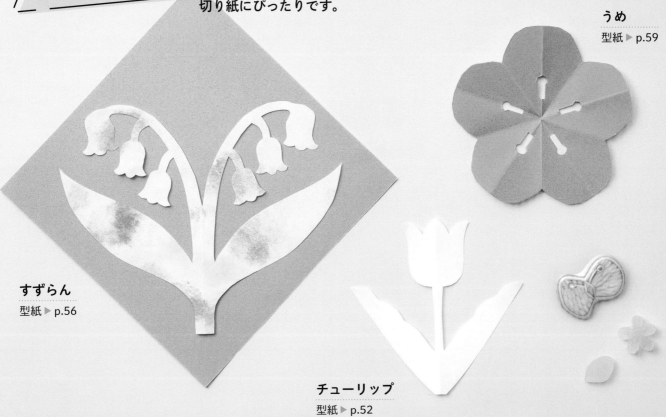

うめ
型紙 ▶ p.59

すずらん
型紙 ▶ p.56

チューリップ
型紙 ▶ p.52

ひまわり
型紙 ▶ p.60

あさがお
型紙 ▶ p.51

ききょう
型紙 ▶ p.58

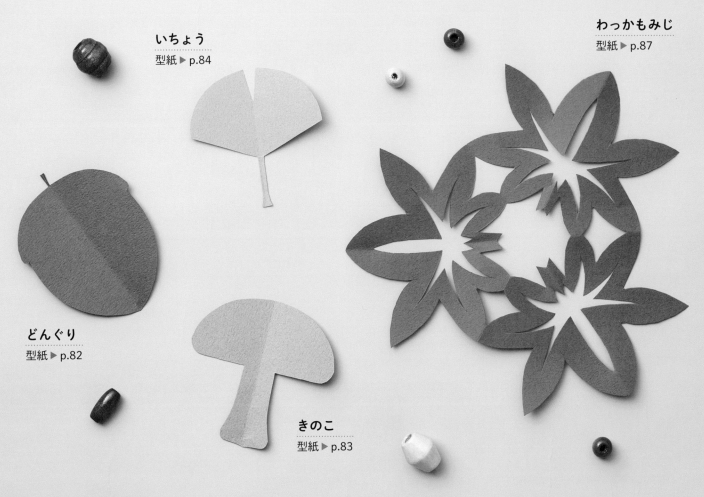

いちょう
型紙 ▶ p.84

わっかもみじ
型紙 ▶ p.87

どんぐり
型紙 ▶ p.82

きのこ
型紙 ▶ p.83

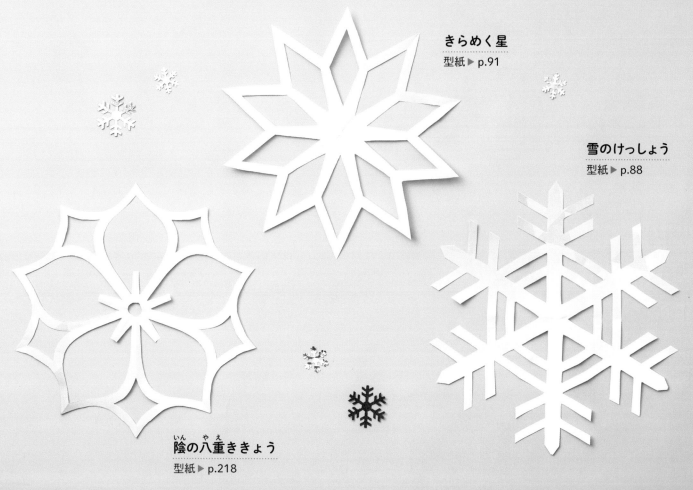

きらめく星
型紙 ▶ p.91

雪のけっしょう
型紙 ▶ p.88

陰の八重ききょう
型紙 ▶ p.218

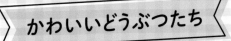

かわいいどうぶつたち

1ぴきだったり、2ひきだったり、
手をつないだり、
いろんな姿のどうぶつたちを切って、
楽しい空間を作りましょう。

ぶらさがるサル
型紙 ▶ p.125

じゃれあうゾウ
型紙 ▶ p.119

フラミンゴ
型紙 ▶ p.128

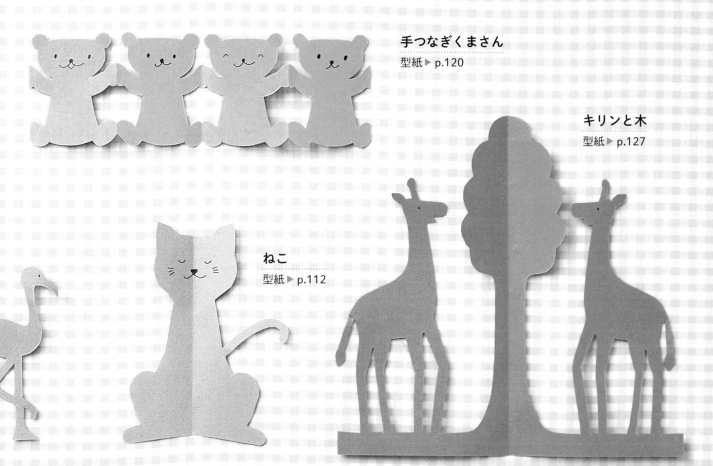

手つなぎくまさん
型紙 ▶ p.120

キリンと木
型紙 ▶ p.127

ねこ
型紙 ▶ p.112

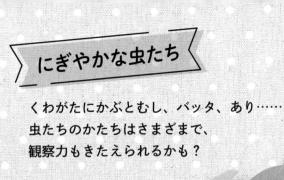

にぎやかな虫たち

くわがたにかぶとむし、バッタ、あり……
虫たちのかたちはさまざまで、
観察力もきたえられるかも？

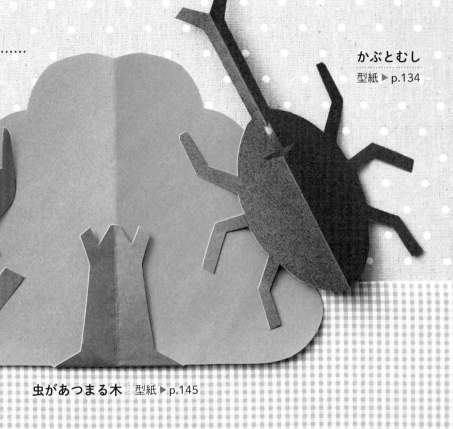

かぶとむし
型紙 ▶ p.134

くわがた
型紙 ▶ p.135

虫があつまる木　型紙 ▶ p.145

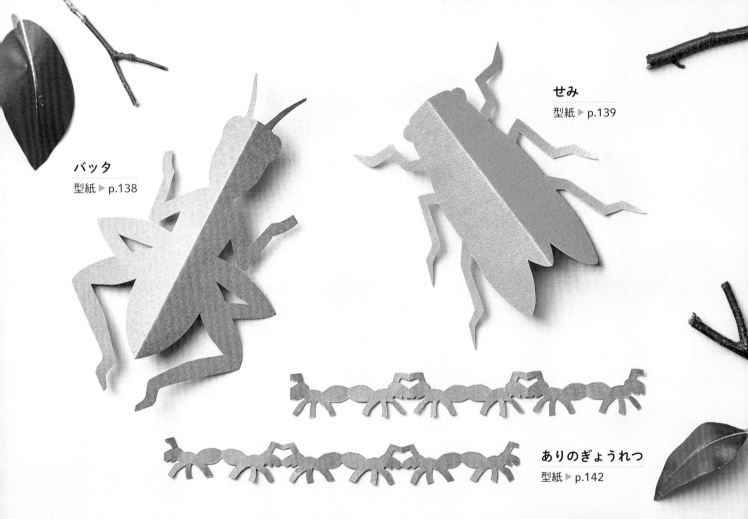

バッタ
型紙 ▶ p.138

せみ
型紙 ▶ p.139

ありのぎょうれつ
型紙 ▶ p.142

かっこいいの、だいすき！

陸・空・海ののりものや、
きょうりゅうなど、
あこがれの"かっこいいもの"を
切っていると心がわくわくしてきます！

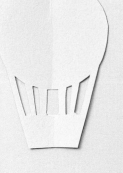

ききゅう
型紙 ▶ p.100

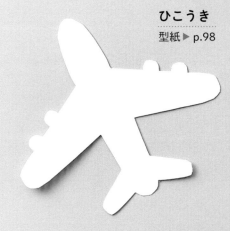

ひこうき
型紙 ▶ p.98

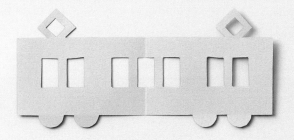

でんしゃ
型紙 ▶ p.97

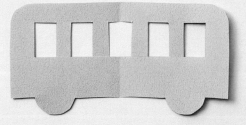

バス
型紙 ▶ p.96

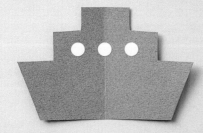

ふね
型紙 ▶ p.101

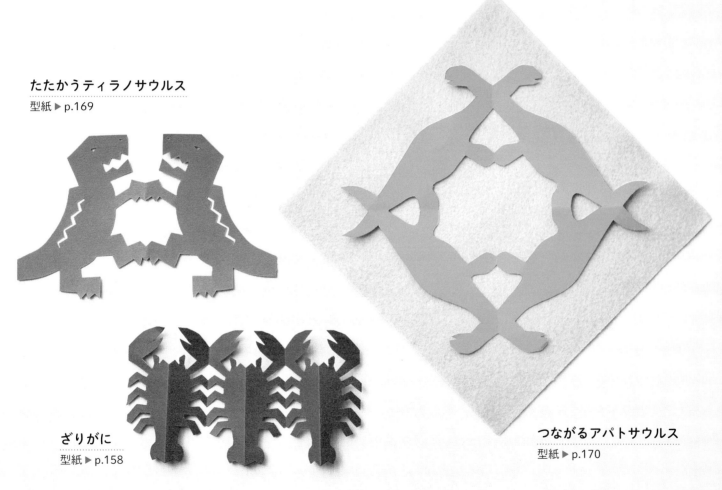

たたかうティラノサウルス
型紙 ▶ p.169

ざりがに
型紙 ▶ p.158

つながるアパトサウルス
型紙 ▶ p.170

季節の行事

季節ごとにおとずれる楽しい行事。
1枚の紙から、季節をいろどる楽しい形を作り出していきましょう。

ひなまつり

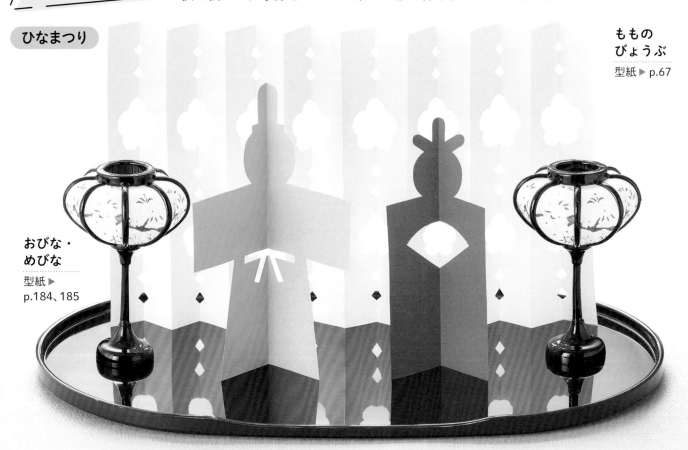

ももの
びょうぶ
型紙 ▶ p.67

おびな・
めびな
型紙 ▶
p.184、185

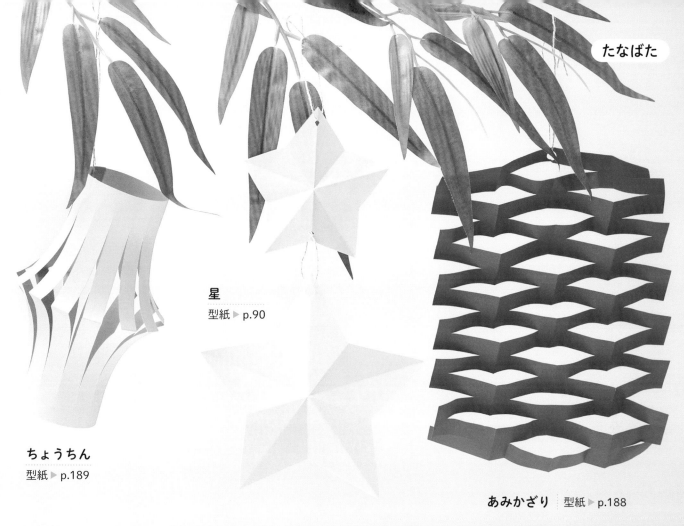

星
型紙 ▶ p.90

ちょうちん
型紙 ▶ p.189

あみかざり │ 型紙 ▶ p.188

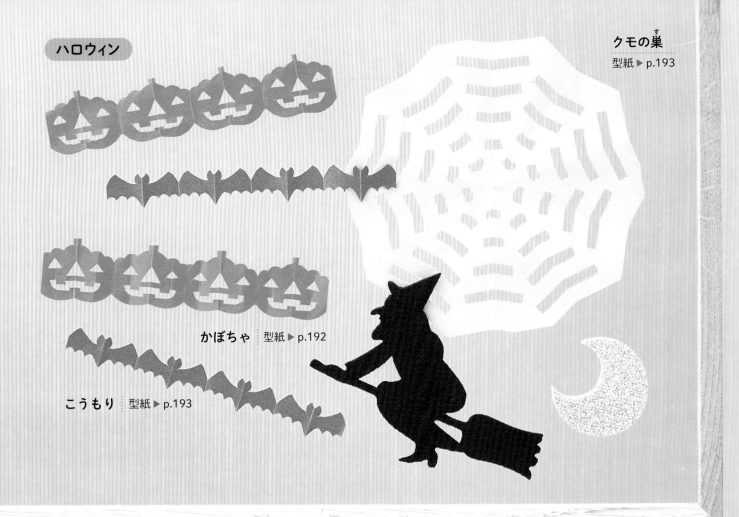

ハロウィン

クモの巣
型紙 ▶ p.193

かぼちゃ 型紙 ▶ p.192

こうもり 型紙 ▶ p.193

18

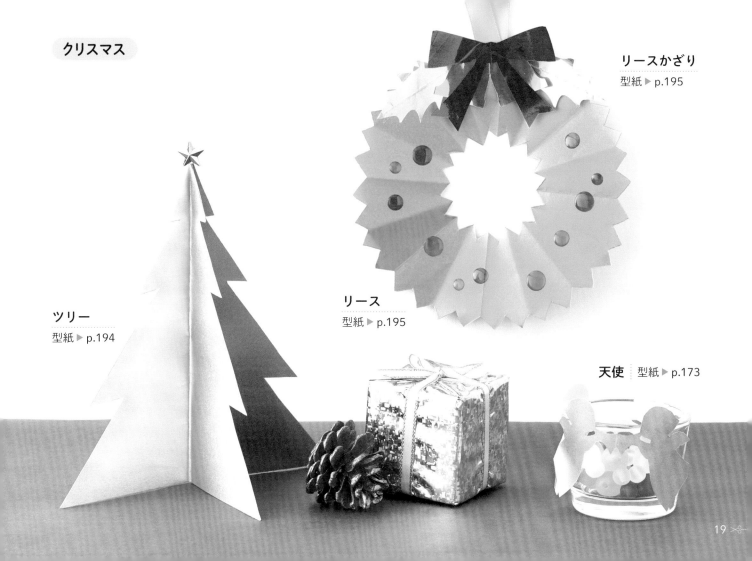

クリスマス

リースかざり
型紙 ▶ p.195

ツリー
型紙 ▶ p.194

リース
型紙 ▶ p.195

天使 | 型紙 ▶ p.173

切り紙であそぼう

切り紙は、切るだけでも
楽しいのですが、
さらに、切った作品を使って
いろいろとあそぶこともできます。

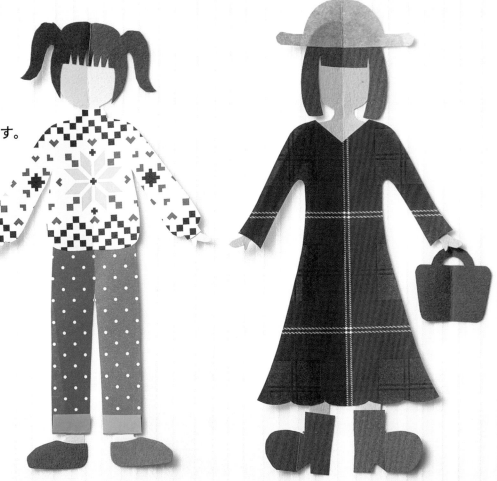

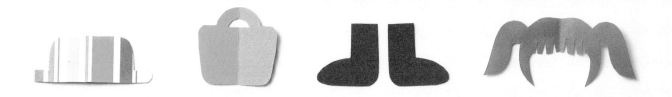

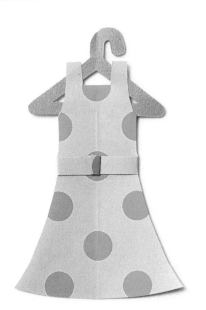

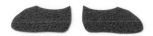

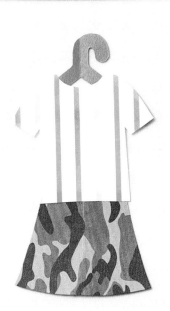

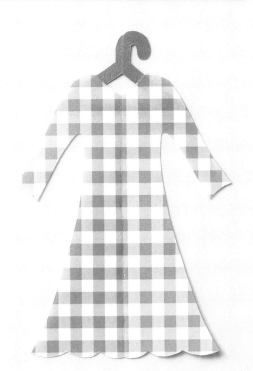

着せかえあそび
あそび方 ▶ p.176

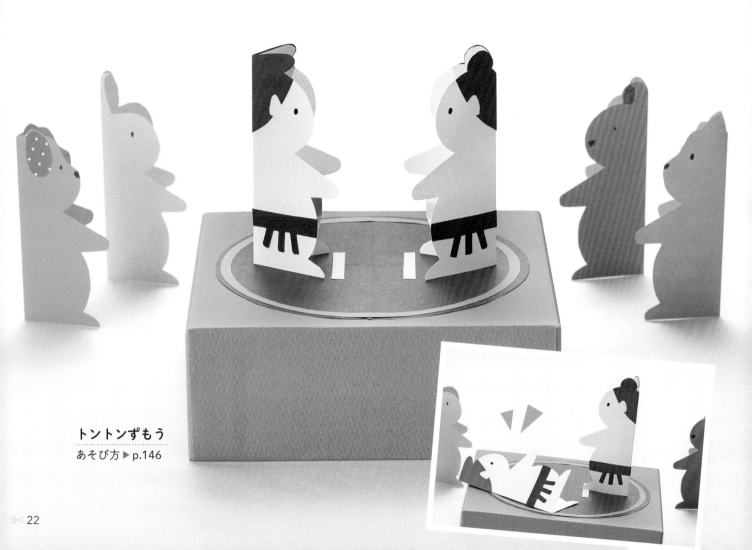

トントンずもう
あそび方 ▶ p.146

さかなつり

あそび方 ▶ p.166

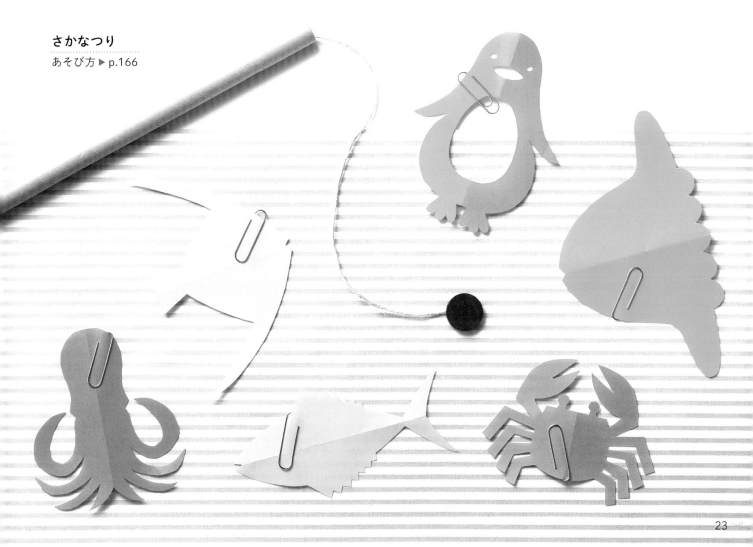

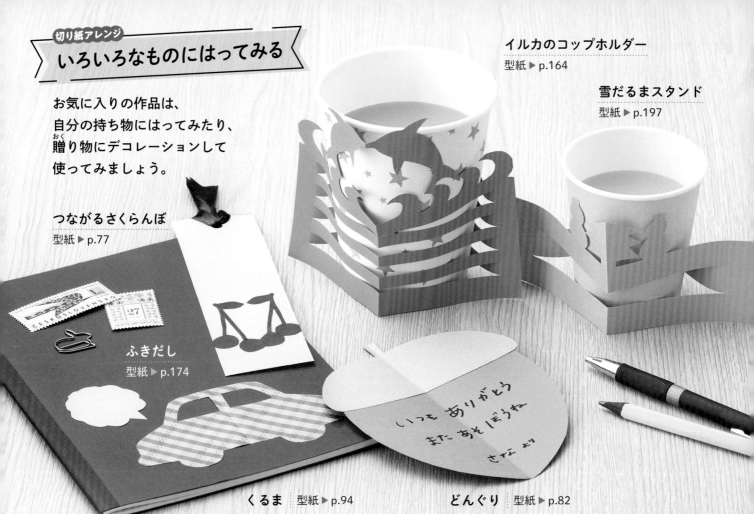

いろいろなものにはってみる

お気に入りの作品は、
自分の持ち物にはってみたり、
贈（おく）り物にデコレーションして
使ってみましょう。

イルカのコップホルダー
型紙 ▶ p.164

雪だるまスタンド
型紙 ▶ p.197

つながるさくらんぼ
型紙 ▶ p.77

ふきだし
型紙 ▶ p.174

いつも ありがとう
また あそぼうね
さな より

くるま │ 型紙 ▶ p.94   **どんぐり** │ 型紙 ▶ p.82

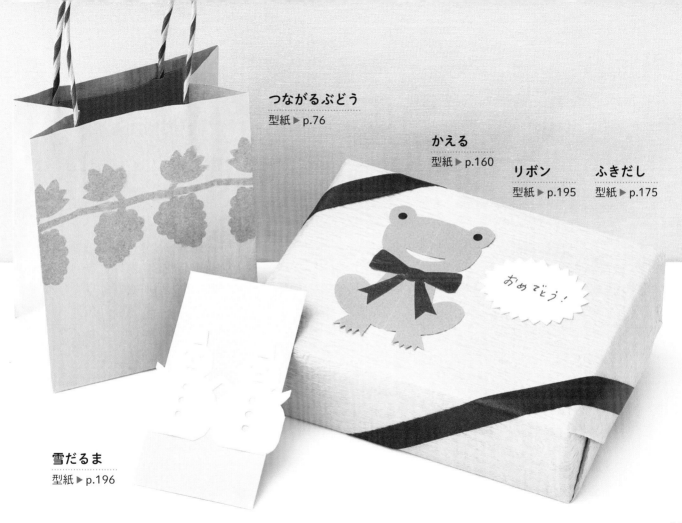

つながるぶどう

型紙 ▶ p.76

かえる

型紙 ▶ p.160

リボン

型紙 ▶ p.195

ふきだし

型紙 ▶ p.175

おめでとう！

雪だるま

型紙 ▶ p.196

立てる・つなげる・とび出す

山折り谷折りを利用して、作品を立てたり飛び出させたり、
色や形の組み合わせですてきな作品に変身します。

家と木

型紙 ▶ p.105

ジェットき

型紙 ▶ p.99

ポップアップカードの
作り方 ▶ p.110

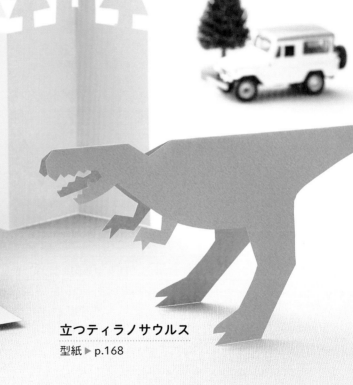

立つティラノサウルス

型紙 ▶ p.168

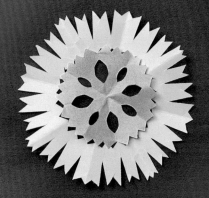

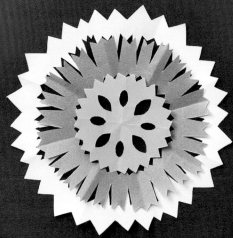

花火
型紙 ▶ p.187

うさぎのダンス 型紙 ▶ p.123　　　　手つなぎこびとさん 型紙 ▶ p.172　　　　なかよしこぶた 型紙 ▶ p.124

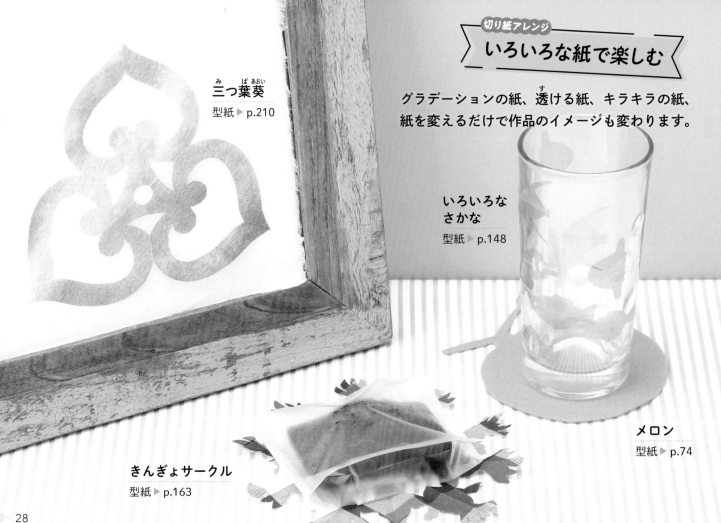

三つ葉葵
（みつばあおい）
型紙 ▶ p.210

いろいろな紙で楽しむ

グラデーションの紙、透ける紙、キラキラの紙、
紙を変えるだけで作品のイメージも変わります。

いろいろな
さかな
型紙 ▶ p.148

メロン
型紙 ▶ p.74

きんぎょサークル
型紙 ▶ p.163

28

ぶらさげてみる

平面的な切り紙も、折ったり、はったり、
ぶら下げたりすると、
動きが出て違う印象になります。

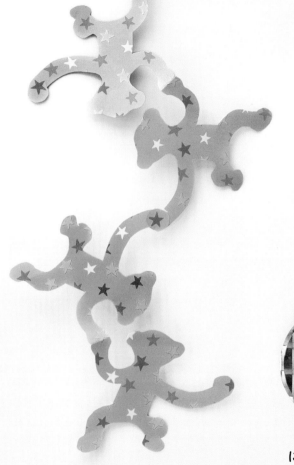

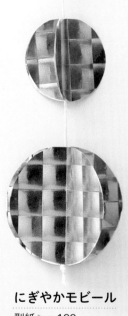

イルカのモビール
型紙 ▶ p.165

ぶらさがるサル 型紙 ▶ p.125

にぎやかモビール
型紙 ▶ p.199

立体にして使う

切り紙の形は、いわば展開図。
箱やお皿への変身も可能です。

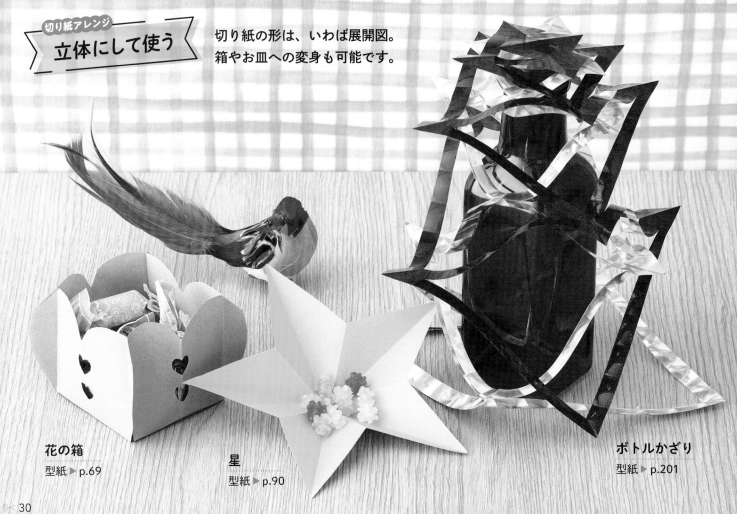

花の箱
型紙 ▶ p.69

星
型紙 ▶ p.90

ボトルかざり
型紙 ▶ p.201

切りぬいた残りを使う

作品を切り取ったあとの紙に、目を向けてみましょう。
そこに残った形は、"型"として利用できるのです。

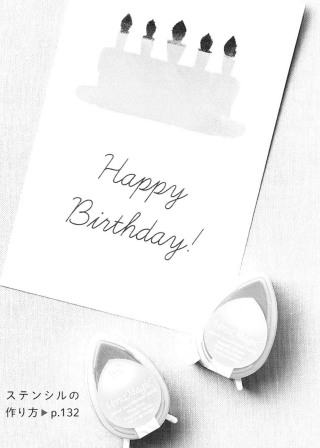

ケーキ
型紙 ▶ p.198

Happy Birthday!

あけましておめでとうございます

お正月 型紙 ▶ p.180

ステンシルの
作り方 ▶ p.132

古くて新しい切り紙あそび

お茶の水 おりがみ会館 館長　**小林一夫**（こばやしかず お）

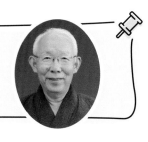

　切り紙は、江戸時代には「紋切り」として広まっていた日本伝統の遊びです。

　紙を折ってから切り、開くと思いがけない形ができあがっているという驚きは、時代が変わっても古びることはありません。それどころか、いろいろな人が新しい図案を創作しながら、現代でも老若男女を問わず、遊び継がれています。

　切り紙に欠かせないはさみは、手指の発達を促し、脳をきたえ、集中力を高めるのに最適の道具です。また、できあがりの形を想像して紙を折り、切ることは、発想力や想像力を伸ばしてくれます。

　型紙どおりにきれいに切れたときの達成感はもちろん、選ぶ紙・折り方・切る回数を工夫することによって、無限に展開させることができます。さらにはそれを折ったりはったりすれば、立体的に展開できるところも切り紙の魅力です。

　紙1枚とはさみがあれば、いつでも、どこでも気軽にできて、これほど脳をきたえる切り紙の世界を、ぜひ、楽しんでください。

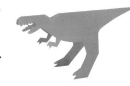

そろえたい道具 ···✂

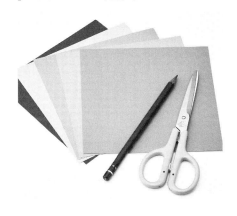

● 折り紙

本書では、基本的に 15cm × 15cm の折り紙を使います。両面折り紙、プリント折り紙、和紙、色画用紙、カラーセロファン、包装紙など、作品に合わせていろいろな紙を使ってみてください。紙を変えるだけで、作品の雰囲気が変わります。

● えんぴつまたは シャープペンシル

型紙を書きうつすときに使います。ペンやボールペンはインクがにじんだり、跡が残ったりするので避けましょう。

● はさみ

切れ味も大切ですが、自分の手のサイズに合っていて、動かしやすいことが重要です。折り重ねた紙に負けないために、あまり小さなはさみは適していません。刃が細く、先端がとがっている「クラフトはさみ」等の名称で売られているはさみがおすすめです。

あると便利な道具 ···✂

● ホチキス／クリップ

型紙をコピーして使用する場合、型紙をとめるのに使います。折り数が多い作品の場合は、折り紙がずれないように仮どめするのにも使えます。

● カッターナイフ／カッティングボード

本書の作品は、はさみだけで切れるものがほとんどですが、細かい部分や、長いまっすぐな線を切るときに、カッターを使うほうが適しているものもあります。子どもに使わせるときは、十分に注意してください。

● 1穴パンチ

作品に丸い穴をあけるとき、均等にきれいな穴があけられます。

● トレーシングペーパー

型紙をうつすときに使います。

● のり

紙がよれないスティックタイプがおすすめです。

● カラーペン、色えんぴつ、クレヨン等

切った作品に色づけするのに使います。

基本の折り方

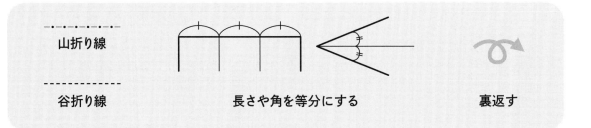

記号の見方

山折り線		
‐ ・ ‐ ・ ‐ ・ ‐		

谷折り線

長さや角を等分にする

裏返す

四角2つ折り　四角4つ折り

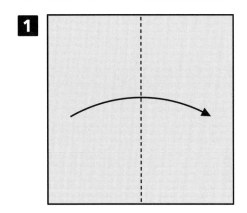

1 表を上にして半分に折る。

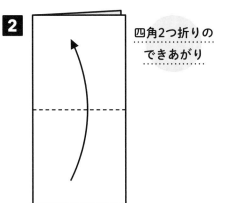

2 「四角2つ折り」を半分に折る。

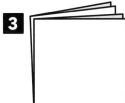

四角2つ折りの
できあがり

3

四角4つ折りの
できあがり

三角２つ折り 三角４つ折り 三角８つ折り 三角16折り

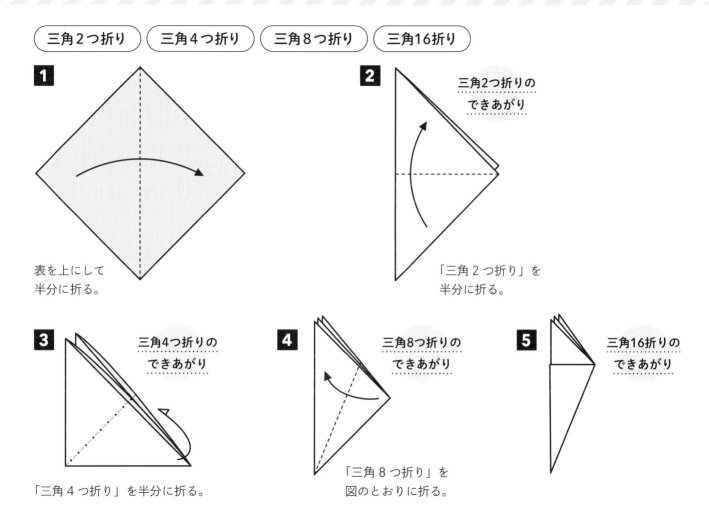

1 表を上にして
半分に折る。

2 三角2つ折りの
できあがり

「三角２つ折り」を
半分に折る。

3 三角4つ折りの
できあがり

「三角４つ折り」を半分に折る。

4 三角8つ折りの
できあがり

「三角８つ折り」を
図のとおりに折る。

5 三角16折りの
できあがり

三角6つ折り **三角12折り**

1

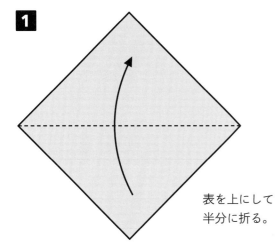

表を上にして
半分に折る。

2

6つ折り線

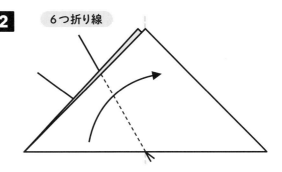

40ページのスケールに重ね、
「6つ折り線」のところで左側を折る。

3

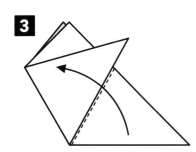

2で折った部分に合わせて
右側を折る。

4

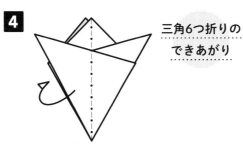

三角6つ折りの
できあがり

「三角6つ折り」を半分に折る。

5

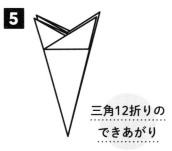

三角12折りの
できあがり

三角10折り

1

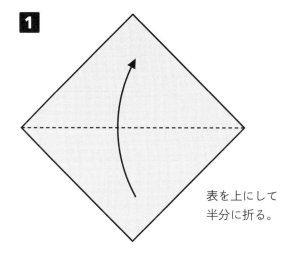

表を上にして
半分に折る。

2

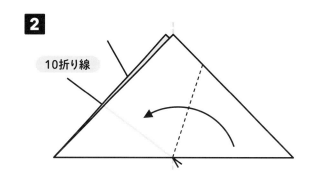

10折り線

40ページのスケールに重ね、
紙のはしが「10折り線」に重なるように右側を折る。

3

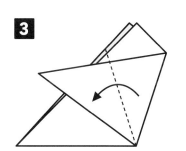

2で折ったはしに、
右のはしが重なるように折る。

4

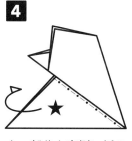

★の部分を裏側に折る。

5

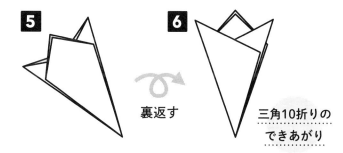

裏返す

6

三角10折りの
できあがり

1

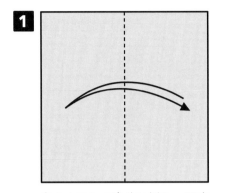

表を上にして半分に折り、戻す。

2

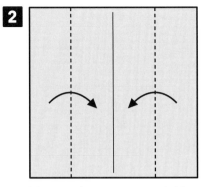

折り目に合わせて両はしを折る。

3

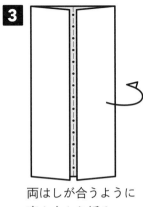

両はしが合うように
真ん中から折る。

4

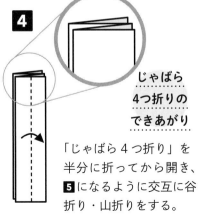

じゃばら
4つ折りの
できあがり

「じゃばら4つ折り」を
半分に折ってから開き、
5になるように交互に谷
折り・山折りをする。

5

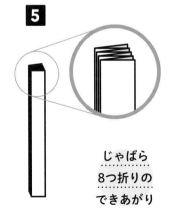

じゃばら
8つ折りの
できあがり

6つ折りスケール

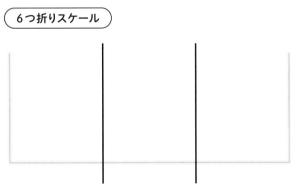

「わ」になったほうを合わせる ⬆

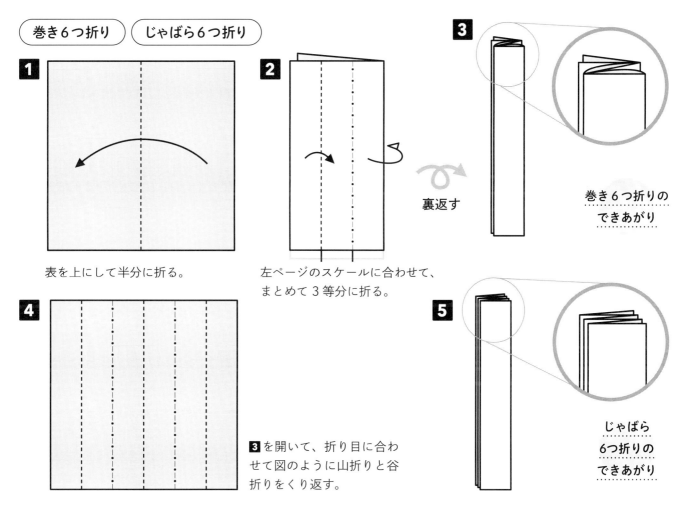

巻き6つ折り　じゃばら6つ折り

1 表を上にして半分に折る。

2 左ページのスケールに合わせて、まとめて3等分に折る。

裏返す

3 巻き6つ折りの
できあがり

4 **3** を開いて、折り目に合わせて図のように山折りと谷折りをくり返す。

5 じゃばら
6つ折りの
できあがり

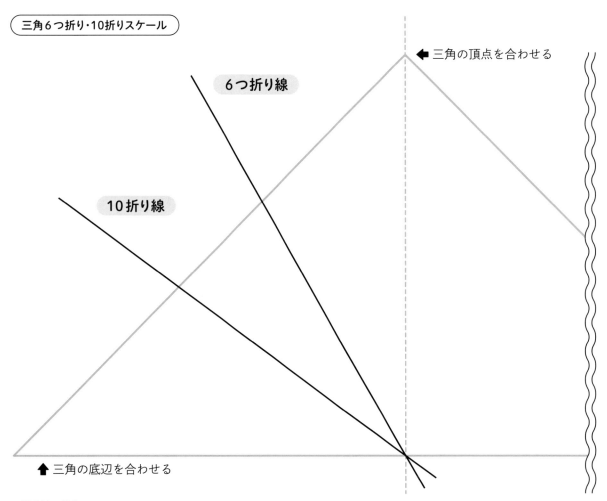

三角6つ折り・10折りスケール

6つ折り線

10折り線

◀ 三角の頂点を合わせる

↑ 三角の底辺を合わせる

基本の作り方

STEP 1 指定された形に折り紙を折る

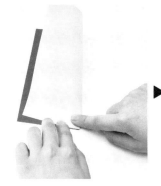

作品名のそばに、折り方を示しています。それぞれの折り方は 34 ページ以降の「基本の折り方」にしたがって折ってください。

アイコン例

  8 **10** **2** **8**

STEP 2 型紙をうつす

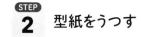

型紙は、基本的に実寸になっていますので、そのまま使用できます。うつし方は 43 ページで紹介しています。

また、作りたい大きさに合わせて拡大・縮小したり、好みの形に変更したりするなど、オリジナルの切り紙を楽しんでください。

STEP 3 切る

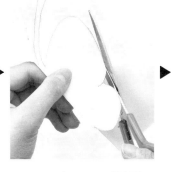

44 ページからの「練習してみよう」で切り方のコツを解説していますので、まずはその作品を作りながら、切り方のコツをつかみましょう。

STEP 4 そっと開く

できあがり

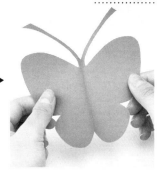

切ったときの圧で、紙のはしがくっついていたり、きれいに切り落とせていないことがあります。破れてしまわないよう慎重に開いたら、折り目をしっかりとのばします。

> **!** 「三角 2 つ折り」の型紙は、15cm の折り紙で作る場合、125% で拡大する必要がありますが、12cm の折り紙であればそのまま使うことができます。

型紙の見方

紙の重なりや「わ」の部分がわかりやすいように、あえて大げさにずらして表現しています。実際は、ぴったりとそろうように折ってください。

切りこみ

紙の中を切りぬくときはカッターを使いますが、カッターを使えないお子さんの場合は、切りこみを入れて切ることもできます。切った部分はつながって見えるので大丈夫です。

切りこみを入れたくない（入れないほうがいい）場合は、カッターを使うか、軽く折って、はさみで切れ目を入れてから切り進むとよいでしょう。

⚠ 切りこみがある分、作品を開くときは慎重に。切りこみ場所をまちがえると切り落としてしまう場合があるので、指定の位置から切りこんでください。

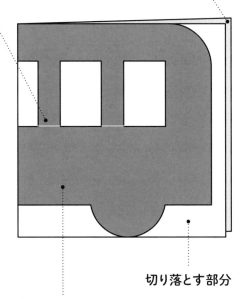

切り落とす部分

作品になる部分

ラインの上か、少し外側を切りとってください。

見えない部分に注意！

三角6つ折り、三角10折りは、見えない部分に紙のはしが隠れています。切るところが図のグレーの部分におさまっているか、注意して切っていきましょう。

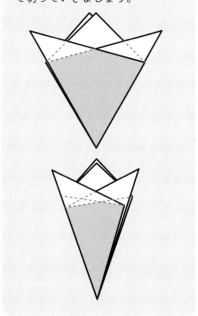

図案のうつし方

型紙は基本的に、15cm 角の折り紙の場合は実寸で使用できるようになっています。大きさの異なる紙を使う場合は適宜、拡大・縮小し、以下のいずれかの方法でうつして使ってください。

● 直接書く

折り紙を指定された形に折り、型紙の横に置いて、まねして書きます。

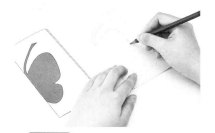

> **POINT**
> えんぴつの線が表に出ないよう、紙の裏が外になるように折ります。

● 直接うつす

指定の形に折ったあと、いったん開いて型紙に重ね、直接うつします。

⚠ うつす面をまちがえないように！

● コピーする

1 本書をコピーするか、トレーシングペーパーを型紙に重ねてうつしとり、紙のサイズを示す一番外側の線で切りとります。

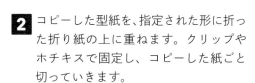

2 コピーした型紙を、指定された形に折った折り紙の上に重ねます。クリップやホチキスで固定し、コピーした紙ごと切っていきます。

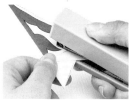

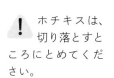 ⚠ ホチキスは、切り落とすところにとめてください。

じゃばらの向きに注意！

じゃばら折りの場合、山になっているほうをまちがえると、もようの出方が変わってしまいます。

 正しいしあがり

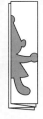

 左右をまちがえると、くり返しがうまくいきません

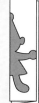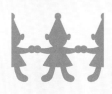

練習してみよう ① とんぼ

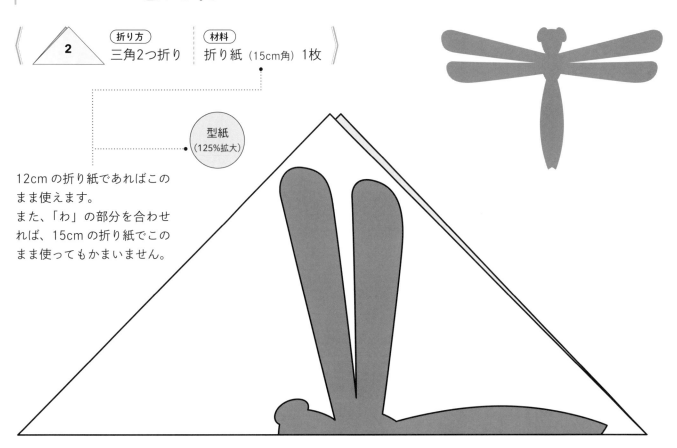

折り方 三角2つ折り

材料 折り紙（15cm角）1枚

型紙 （125%拡大）

12cm の折り紙であればこのまま使えます。
また、「わ」の部分を合わせれば、15cm の折り紙でこのまま使ってもかまいません。

切り方のコツ

● 紙をしっかり持つ

重ねた紙がずれないよう、しっかり紙をおさえてはさみを進めます。

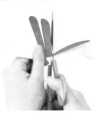

● はさみではなく紙を動かす

手前から向こうに切るように意識し、持つところを変えながら、はさみではなく紙のほうを動かして切っていきます。

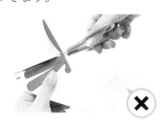

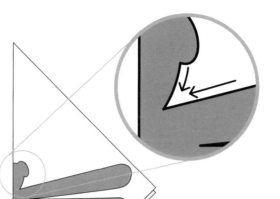

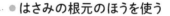

● はさみを分けて入れる

切りこみが深い場合やとがらせたいところは、紙の向きを変えて、2度に分けてはさみを入れるときれいに切れます。

● はさみの根元のほうを使う

刃の根元のほうがよく切れるので、細かいところであっても、刃先ではなく、刃の根元を使います。長い部分は、根元から刃先を使って、なるべく一度で切ります。

> **切り紙の ここが 脳にきく!**
> 「さくらはピンク」「とんぼは青」など、実際の色にこだわらず、「どの色で作ろうか?」など、子どもに声をかけ、選ばせるようにしましょう。はさみを動かすことだけでなく、会話をすること、いろいろな色を見てそこから選ぶことも、脳へのよい刺激になります。

練習してみよう ② ロケット

〈〈 8 | 折り方 〉〉 じゃばら8つ折り(半分)

材料 折り紙 (15cm角) 1枚

紙の長さを半分にしたものを使います。半分にしたものを折っても、折ってから半分に切ってもかまいません。

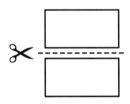

*半分にすると、小さくなって子どもが持ちにくいようなら、1枚のままで、まん中あたりに図案をうつすようにするとよいでしょう。

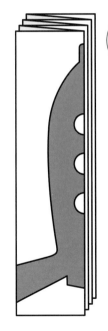

型紙
(実寸大)

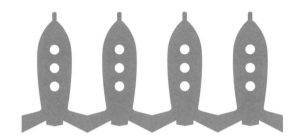

切り紙の **ここが** 脳にきく！
細かい部分をまちがって切り落としてしまっても、「慎重にしないからよ！」などと叱らないでください。切り方が変われば、見本とはちがう作品ができるということを楽しんでください。広げてみて、「これは何かなぁ？」と想像力を刺激しましょう。

切り方のコツ

● 山の方向に注意

じゃばら折りは、山の方向をまちがえるとうまく
形がつながりません。しっかりと確かめましょう。

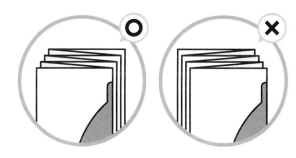

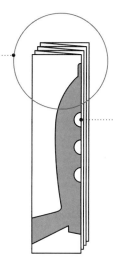

● 小さな丸は、1穴パンチを使っても

まず、窓を切りますが、はさみで
むずかしい場合は、1穴パンチで
半円になるように穴をあけてもか
まいません。丸いシールをはって
もよいでしょう。

● 開いたあとにひと工夫

たとえば銀色の折り紙でロケットを作
り、開いたあとに赤い折り紙をはって模
様をつけるなど、しあげのひと工夫をし
てみましょう。開いてから切りこみを追
加したり、色を塗ったり、飾りをつけた
りするのも楽しいものです。

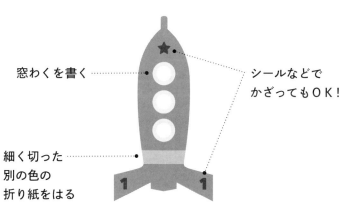

窓わくを書く

シールなどで
かざってもOK!

細く切った
別の色の
折り紙をはる

練習してみよう❸ まんかいあさがお

8 〔折り方〕三角8つ折り ｜ 〔材料〕折り紙（15cm角）1枚

型紙
（実寸大）

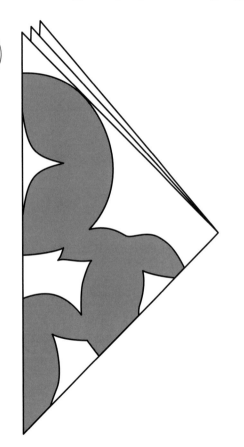

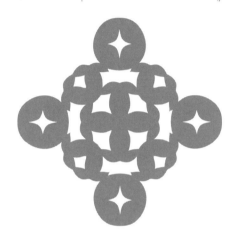

切り紙の
ここが
脳にきく！

その子にはむずかしそうに見える作品でも、や
りたがったら、ぜひ挑戦させてください。
「ちょっとむずかしい」ことにチャレンジすることは、脳
への最大限の刺激になります。どうしてもむずかしそう
なら、いっしょにはさみをにぎってサポートしたり、「わ
たしもやってみたくなったから、ここだけはやらせて」
と手助けしてあげましょう。

切り方のコツ

●頂点に注意

丸みのある図案の場合、折り目の部分に頂点がくるように気をつけます。頂点と折り目が合っていないと、開いたときにへこみができてしまいます。

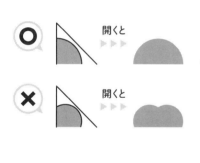

●まず、細かいところから切る

大きい部分を切ったあとに細かい部分を切ろうとすると、紙をしっかりおさえることができず、ずれやすくなります。まずは細かいところ、切りにくいところを切ります。

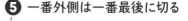

❺ 一番外側は一番最後に切る

●紙を動かしてなめらかな曲線に

円を描く部分は、はさみの根元から刃先までを使って、紙をうまく回転させながら一気に切るとなめらかにしあがります。

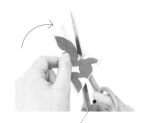

はさみのほうは
動かしません。

●中心に向けて切る

細かいところを切ったら、全体的には外側から内側に向けて切っていきます。ただし、一番外側の輪郭は最後に切ります。

切り紙の
**ここが
脳にきく！**

どこを先に切り落とすかで、切りやすさ（作品のしあがりの美しさ）が変わってきます。どこから切るとうまく切れるのか、作品によってもちがうので、いろいろと試してください。トライアル＆エラーで、脳が成長していきます。

001 さくら

〈 **10** 〔折り方〕三角10折り │ 〔材料〕折り紙（15cm角）1枚 〉

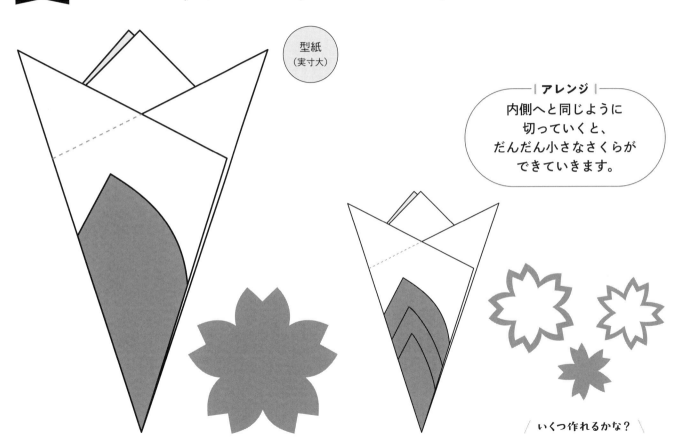

型紙
（実寸大）

│ アレンジ │
内側へと同じように
切っていくと、
だんだん小さなさくらが
できていきます。

＼ いくつ作れるかな？ ／

002 あさがお

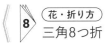 花・折り方
8 三角8つ折り

葉・折り方
4 四角4つ折り

材料
折り紙 (15cm角) 2枚

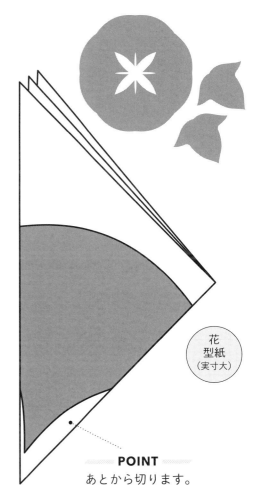

 葉型紙（実寸大）

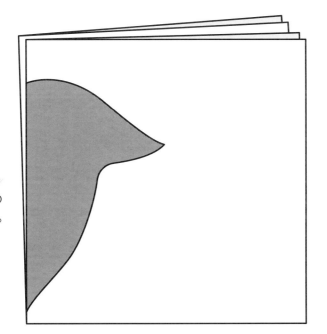

—— POINT
1度で2枚の葉ができます。

花型紙（実寸大）

—— POINT
あとから切ります。

003〜005 チューリップ（3種）

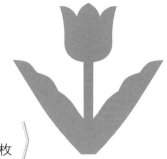

2 折り方	材料
四角2つ折り	折り紙（15cm角）1枚

型紙
（実寸大）

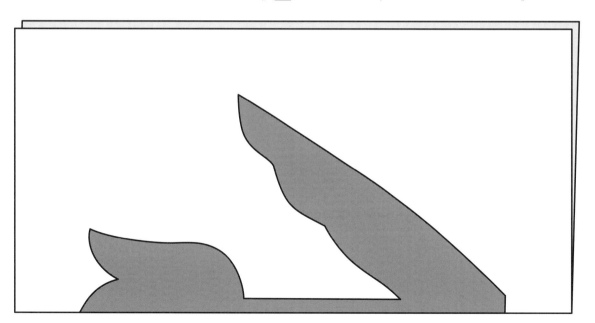

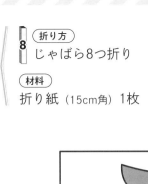

8 （折り方）じゃばら8つ折り

（材料）折り紙（15cm角）1枚

型紙（実寸大）

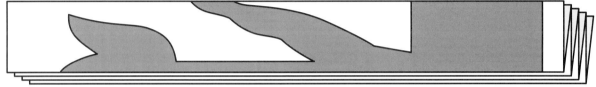

12 （折り方）三角12折り

（材料）折り紙（15cm角）1枚

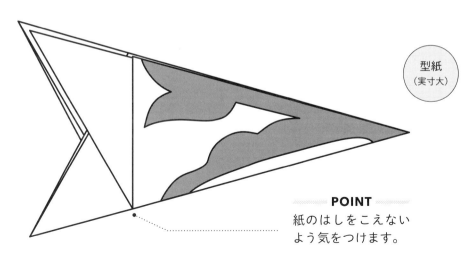

型紙（実寸大）

POINT
紙のはしをこえない
よう気をつけます。

006 カーネーション

(折り方) 三角8つ折り

(材料) 折り紙（15cm角）1枚

型紙
（実寸大）

POINT

❶ ❷ ❸ の順で
切っていきます。

❶

❷

❸

POINT

ギザギザはふぞろい
なほうが、自然な感
じになります。

【しあげ】

切った部分をずらすようにして台紙な
どにはりつけ（先端はのりづけしない）、
花びらの先を少し起こすようにくせを
つけます。

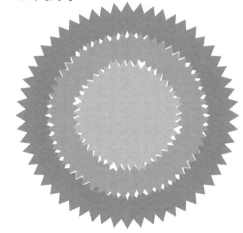

007 コスモス／ひまわり

折り方	材料
10 三角10折り	折り紙（15cm角）1枚

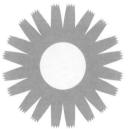

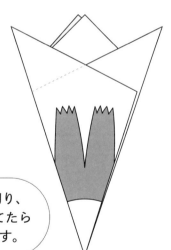

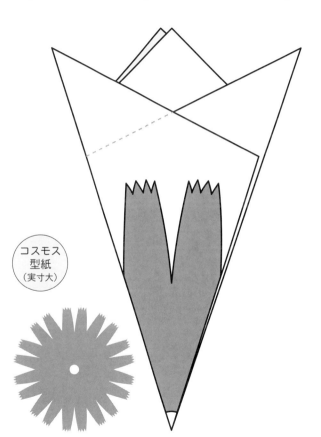

|アレンジ|
まん中の○を大きく切り、
うらから茶色の紙をあてたら
「ひまわり」になります。

コスモス
型紙
（実寸大）

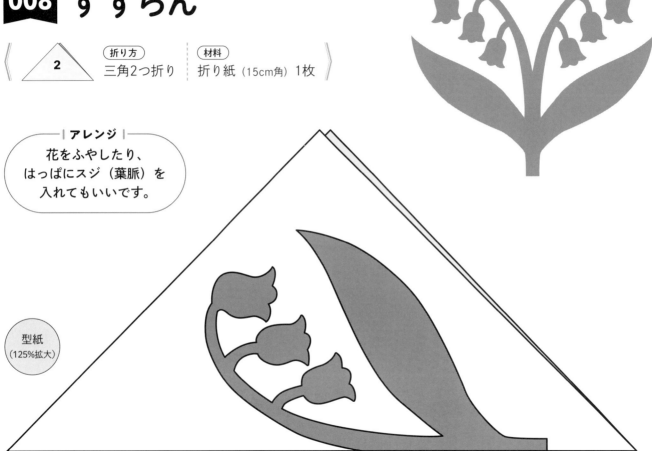

008 すずらん

折り方	**材料**
三角2つ折り	折り紙 (15cm角) 1枚

2

┃**アレンジ**┃
花をふやしたり、
はっぱにスジ（葉脈）を
入れてもいいです。

型紙
（125%拡大）

009 ゆり

折り方	材料
2 三角2つ折り	折り紙（15cm角）1枚

アレンジ
白いカサブランカ、
オレンジのおにゆりなど、
色によって雰囲気がかわります。

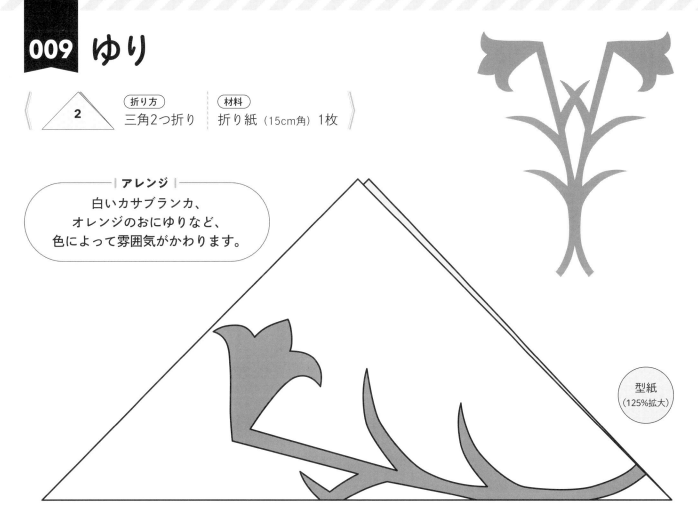

型紙
（125%拡大）

010 ききょう

〈 **10** 〉（折り方）三角10折り | （材料）折り紙（15cm角）1枚 〉

型紙（実寸大）

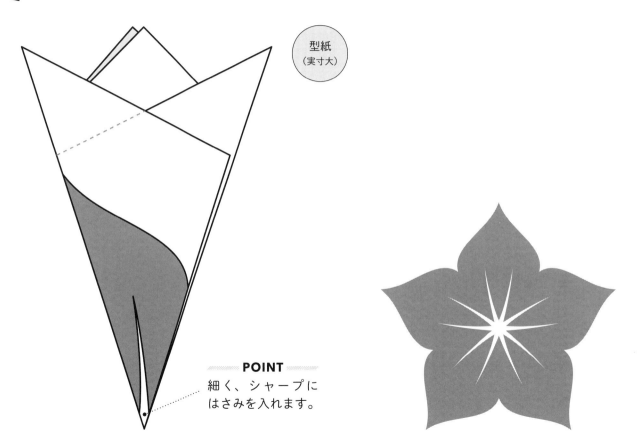

POINT
細く、シャープに
はさみを入れます。

011 うめ　012 れんげ

10 | うめ・折り方
三角10折り

12 | れんげ・折り方
三角12折り

材料
折り紙 (15cm角) 各1枚

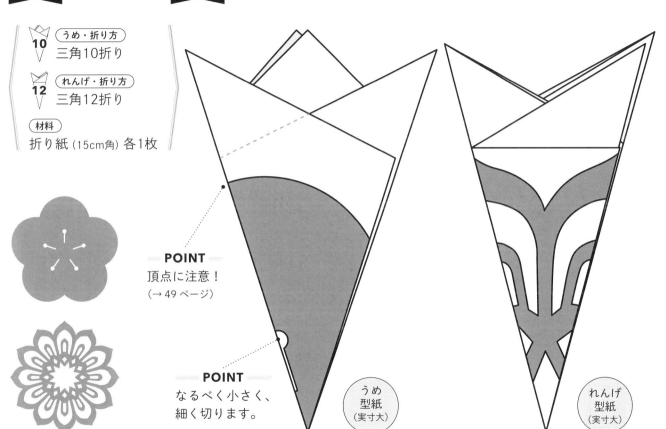

POINT
頂点に注意！
(→ 49 ページ)

POINT
なるべく小さく、
細く切ります。

うめ
型紙
(実寸大)

れんげ
型紙
(実寸大)

013 バラ　# 014 ひまわり

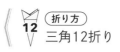

【折り方】三角12折り　【材料】折り紙（15cm角）各1枚

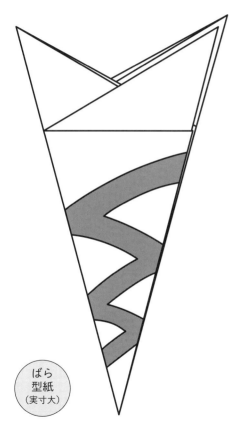

ばら
型紙
（実寸大）

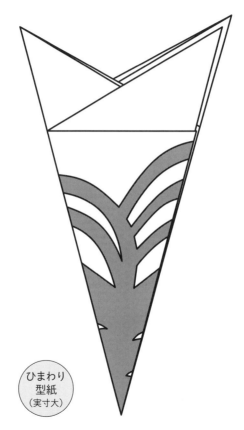

ひまわり
型紙
（実寸大）

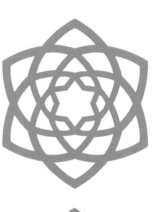

〈 12 (折り方) 三角12折り ｜ (材料) 折り紙 (15cm角) 1枚 〉

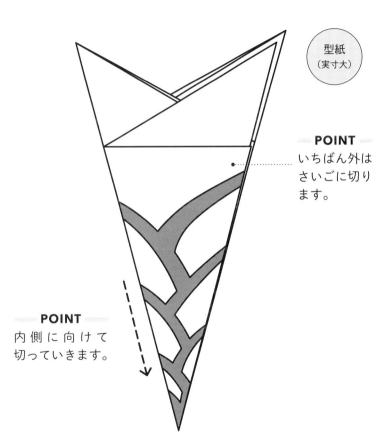

型紙
（実寸大）

POINT
いちばん外は
さいごに切り
ます。

POINT
内側に向けて
切っていきます。

016 すみれ

〈 **8** 〉 （折り方）三角8つ折り ┊ （材料）折り紙（15cm角）1枚 〉

型紙
（実寸大）

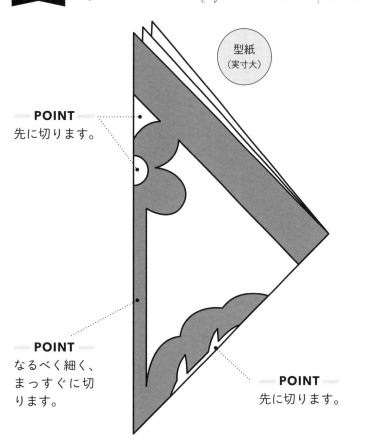

POINT
先に切ります。

POINT
なるべく細く、
まっすぐに切
ります。

POINT
先に切ります。

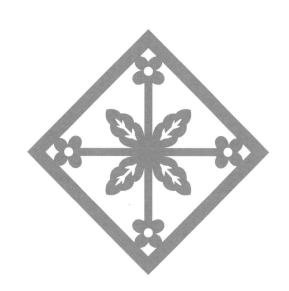

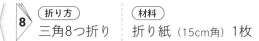

017 クローバー

〈8〉 折り方
三角8つ折り

材料
折り紙（15cm角）1枚

型紙
（実寸大）

POINT
切りこみを
しっかり入
れます。

POINT
切らないように
注意しましょう。

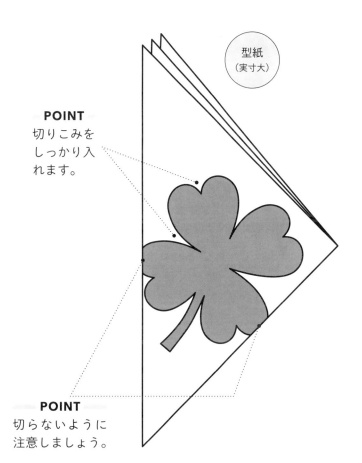

018 くるくるぜんまい

〈 **8** | 折り方 | 三角8つ折り | 材料 | 折り紙 (15cm角) 1枚 〉

型紙
（実寸大）

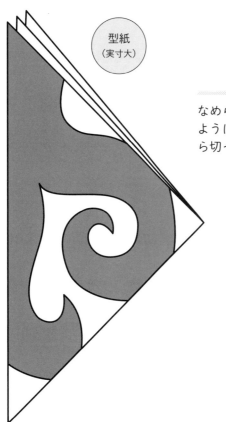

////////// **POINT** //////////
なめらかな曲線になる
ように、紙を回しなが
ら切っていきます。

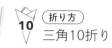

019 つくしとすぎな

10 （折り方）
三角10折り

（材料）
折り紙（15cm角）1枚

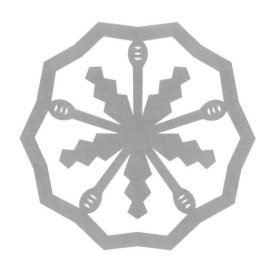

型紙
（実寸大）

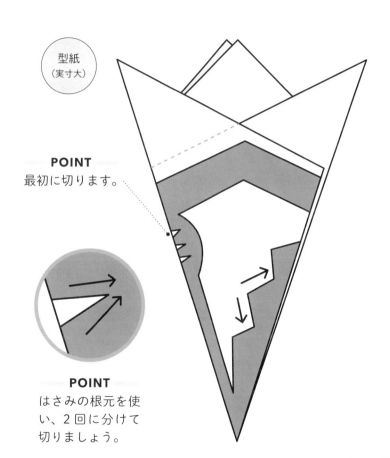

POINT
最初に切ります。

POINT
はさみの根元を使い、2回に分けて切りましょう。

020 チューリップとなでしこ

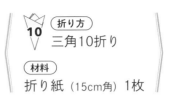

10 （折り方）
三角10折り

（材料）
折り紙 （15cm角） 1枚

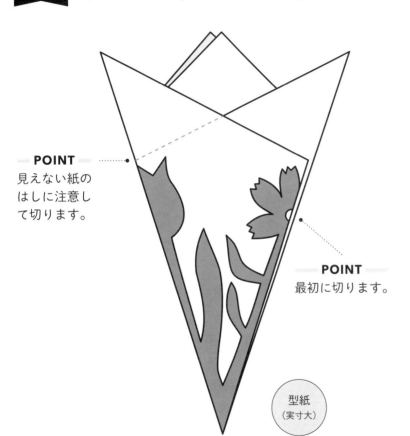

POINT
見えない紙の
はしに注意し
て切ります。

POINT
最初に切ります。

型紙
（実寸大）

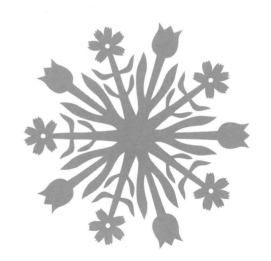

021 もものマット　022 もものびょうぶ

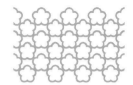

もものマット
型紙
(150%拡大)

8 （折り方） じゃばら8つ折り　（材料） A4 (210×297mm) の色画用紙1枚

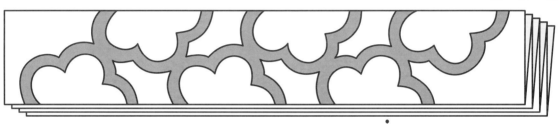

POINT
紙が厚くなるので、
ずれないように気を
つけて切りましょう。

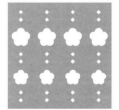

もものびょうぶ
型紙
(実寸大)

8 （折り方） じゃばら8つ折り　（材料） 折り紙 (15cm角) 1枚

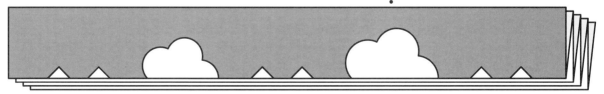

023 花のお皿

〈 **8** 折り方 じゃばら8つ折り │ 材料 折り紙（15cm角）1枚 〉

型紙
（実寸大）

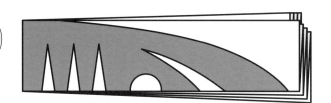

【作り方】

1 じゃばら8つ折りをまん中で折り、型紙に合わせて切る。

2 開いて、まん中の折り目に合わせてホチキスでとめる。

3 やさしく全体を開いて、両はしの中央あたりをのりではりあわせて円にする。

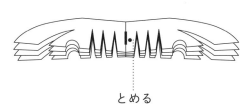

とめる

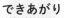

できあがり

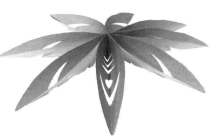

そのまま置いてもいいし、糸などでつるしてかざってもよいです。

024 花の箱

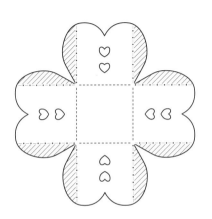

【作り方】

1 型紙のとおりに切る。

2 開いて、図のように折りすじをつける。

3 ▨▨ の部分にのりをつけてはりあわせる。

できあがり

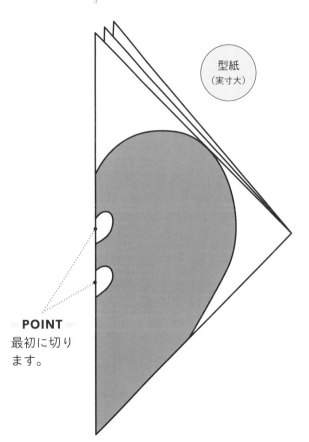

型紙
（実寸大）

POINT
最初に切ります。

脳をきたえる 切り紙あそび❶

切り紙は、切るという手先の運動、どんな形になるかなというドキドキ、ワクワクをふくめ、脳をきたえる最高の"あそび"です。そんな切り紙を使って、脳にもっと刺激をあたえるあそび方を紹介します。

切り紙パズル

切り紙を切ると、当然、切りくずが出ますが、ゴミとして捨てないでください！
切りくずを使って、楽しいパズルあそびができるのです。

1 切り紙を切り、作品を開いて
しっかりのばす。

2 つくえの上の切りくずがどこに
あてはまるか、パズルとしてあ
そびましょう。

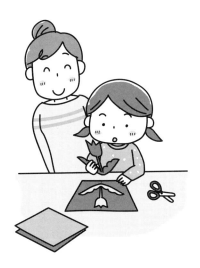

POINT

◆ まずは、「チューリップ」のように、
切ったものと切られたものがわかり
やすい作品から始めましょう。「つ
くしとすぎな」のように、こまかな
切りくずが出てしまう作品は不向き
です。

◆ 慣れてきたら、切り落とした部分が
多くなる作品、抽象的な作品へと進
んでいきましょう。

応用❶ ピッタリをさがせ!

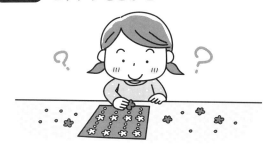

同じように切ったつもりでも、まったく同じには切れていないのが切り紙です。たとえば「もものびょうぶ」では同じような4つのももの花が切りぬけますが、本来の場所、向きでないと、ピッタリとは合いません。どれがどこに合うか、ふさわしい場所をさがしましょう。

応用❷ ペアを見つけよう!

同じ色の折り紙で、同じ作品をいくつも作って混ぜ、切ったほうと切られたほう、正しい組み合わせを見つけましょう。

POINT

◆ 柄のある折り紙を使うと、柄がヒントになってやりやすくなります。逆に、和紙やタントなど、表と裏が同じ色の紙でやると、むずかしさがアップします。

◆ 紙が動いてむずかしいようであれば、のりなどで厚手の紙に外側をはってからあそびましょう。

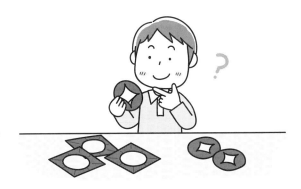

切り紙の ここが 脳にきく! ちょっとした切り口のゆがみや、山折り谷折りのちがいに目をつけるなど、脳の見る力が育って、細かいところまで観察する力、慎重さが身につきます。

りんご

〈〈 **2** 折り方 | 四角2つ折り ┊ 材料 | 折り紙（15cm角）1枚 〉〉

POINT
なだらかな曲線にな
るように切ります。

型紙
（実寸大）

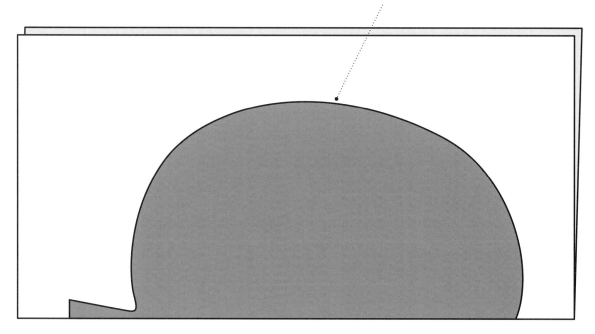

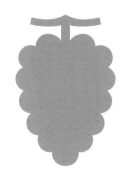

POINT
つぶのまるみと、切りこみを
しっかり入れることで、ぶど
うのつぶつぶ感が出ます。

型紙
（実寸大）

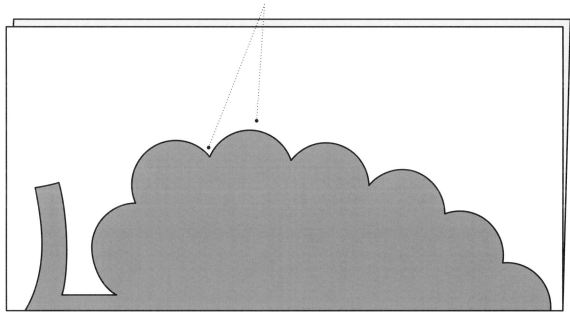

027 メロン／すいか

2 折り方
四角2つ折り

材料
折り紙（15cm角）1枚

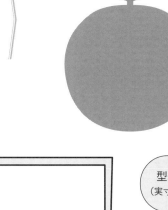

──｜ **アレンジ** ｜──
縦に黒いギザギザを書いたら
すいかにもなります。

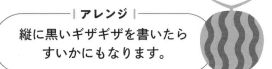

型紙
（実寸大）

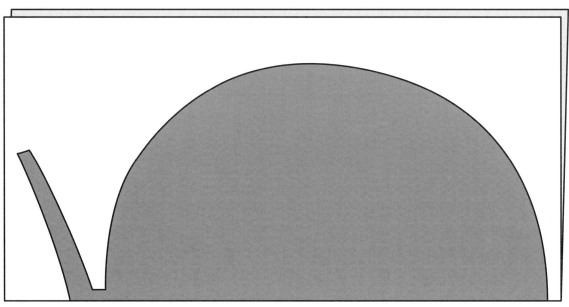

パイナップル

	折り方	材料
2	四角2つ折り	折り紙（15cm角）1枚

POINT
黄色や茶色の紙で作り、格子もようを書きこむと、よりパイナップルらしくなります。

型紙
（実寸大）

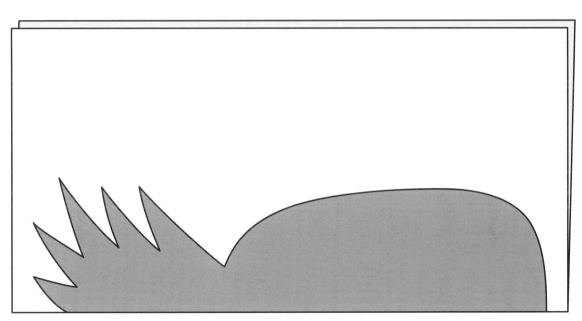

つながるぶどう

折り方
じゃばら4つ折り（半分）

材料
折り紙（15cm角）1枚

型紙
（実寸大）

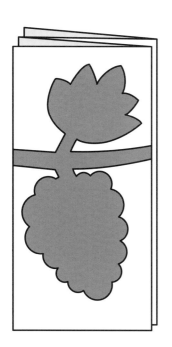

▌アレンジ▐
りんごやいちご、
さつまいもなどにかえて、
いろいろなものを
つなげてみましょう。

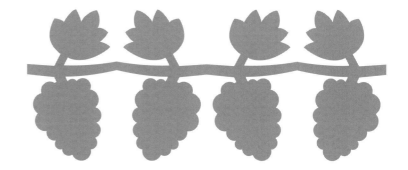

76　くだもの

030 つながるさくらんぼ

折り方	材料
6 巻き6つ折り（半分）	折り紙（15cm角）1枚

型紙
（実寸大）

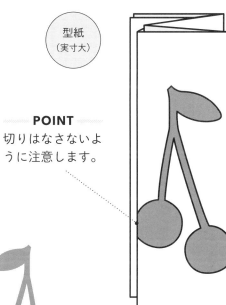

POINT
切りはなさないよ
うに注意します。

031 りんごとさくらんぼ

型紙
（実寸大）

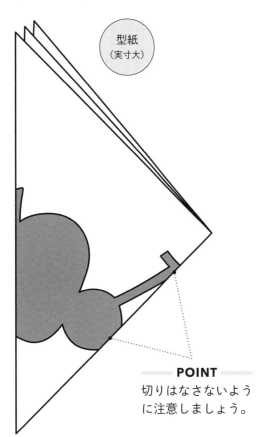

POINT
切りはなさないよう
に注意しましょう。

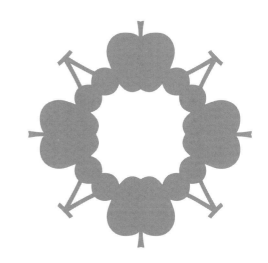

032 りんごのなる木

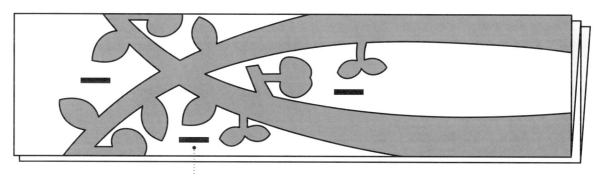

折り方
じゃばら4つ折り

材料
折り紙（15cm角）1枚

型紙
（実寸大）

POINT
細かい部分が多いので、
ホチキスで固定してお
くと切りやすいです。

脳をきたえる 切り紙あそび❷

切り紙は、折って「わ」になったところと、「わ」になってないところをうまく利用して作品を作ります。どういう向きに、何回折ったら、どことどこがつながっているかを考えるのは、高度な空間認識力が必要です。空間認識力は、将来的に算数だけでなく、スポーツにも役立つ能力です。楽しく競争しながら伸ばしましょう。

全部つながってるかゲーム

型紙なしで自由に切って、折り紙がバラバラにならないように切ることができるかに挑戦します。一人でチャレンジしてもいいし、きそいあっても楽しいです。

1 「四角４つ折り」など、みんなで同じ形に折り紙を折る。

2 「はさみを３回入れる」など、回数を決めて切り、開いたときに、切ったところ以外はちゃんとつながっていれば成功！

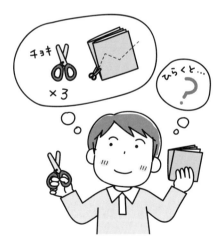

チョキ ×3

ひらくと…？

POINT

◆切る回数を増やしたり、三角10折りなど折り方が複雑になるほどむずかしくなります。

いくつ穴をあけられるかゲーム

同じく、型紙なしで自由に切って、開いたときにあけられた穴の数をきそうゲームです。
どんな作品ができあがったのか、開くときのワクワク感がたまりません！

1 「三角6つ折り」など、みんなで同じ形に折り紙を折る。

POINT

◆「3回折る」など回数だけ決めて、折り方を自分で考えさせてもおもしろいです。

2 「5カ所切り落としていい」など回数を決めて、はさみを入れる。

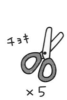
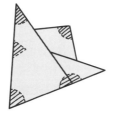

チョキ
×5

3 開いてみて、できた穴の数が多い人が勝ち。

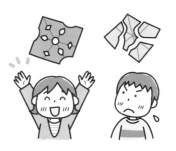

切り紙の
ここが
脳にきく！

・紙のはしがどこにあるか、折った紙のどこがつながっていて、どこを切ったらダメか、頭を働かせることで、空間認識力がきたえられます。
・切るつもりのないところまで切り落としてしまわないよう、はさみをコントロールする力（脳と手指の連携）がきたえられます。
・切る回数を決めるのではなく、「1分以内」など時間を制限するやり方も、脳にはよい刺激になります。ただし、「早く！」「急いで！」などとあせらせるのは、やる気を失わせるのでやめましょう。

── ‖ **アレンジ** ‖ ──

かさの部分を別の色の紙で作って、
上からはると、
よりどんぐりっぽくなります。

型紙
（実寸大）

きのこ

2 **折り方** 四角2つ折り

材料 折り紙（15cm角）1枚

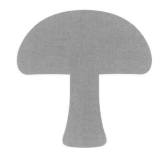

―| **アレンジ** |―
かさに色をぬったり、
1穴パンチを使って穴をあけて
水玉模様にしてもかわいいです。

型紙
（実寸大）

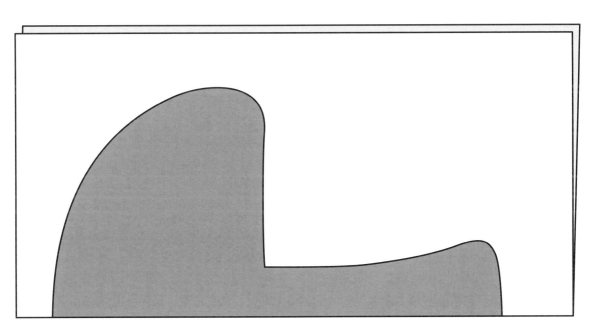

型紙
（実寸大）

POINT
じくはなるべく細く
なるように切ります。

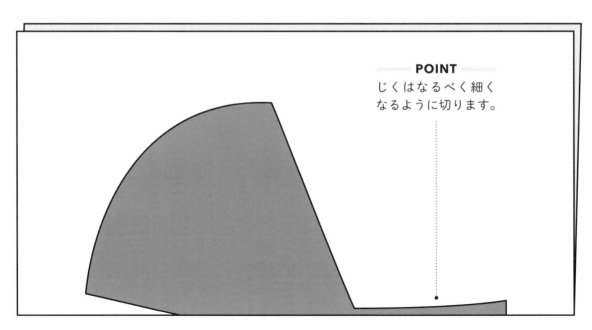

036 もみじ

〈 2 〉 （折り方） 四角2つ折り ｜ （材料） 折り紙 （15cm角） 1枚

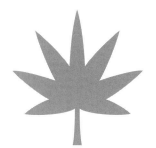

POINT

葉の先をしっかり
とがらせましょう。

═══ **アレンジ** ═══

グラデーションの折り紙を使い、
大小さまざまに作るときれいです。

型紙
（実寸大）

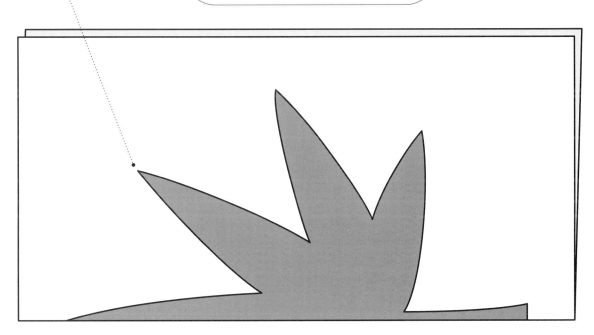

037 きのことどんぐり

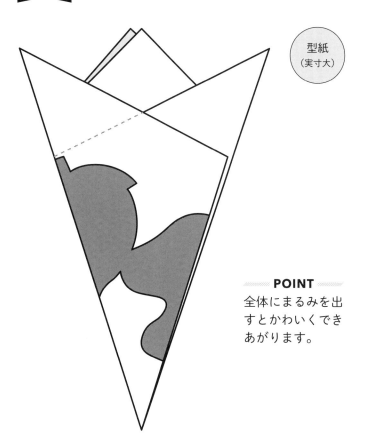

型紙
（実寸大）

10 | 折り方 | 三角10折り | 材料 | 折り紙（15cm角）1枚

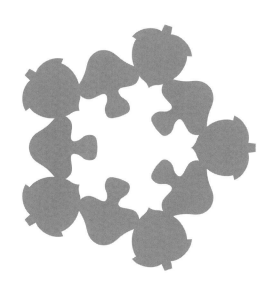

POINT
全体にまるみを出
すとかわいくでき
あがります。

038 わっかもみじ

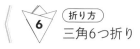

折り方
三角6つ折り

材料
折り紙（15cm角）1枚

アレンジ

赤やオレンジだけでなく、
緑色系で作った青葉もみじも
ステキです。

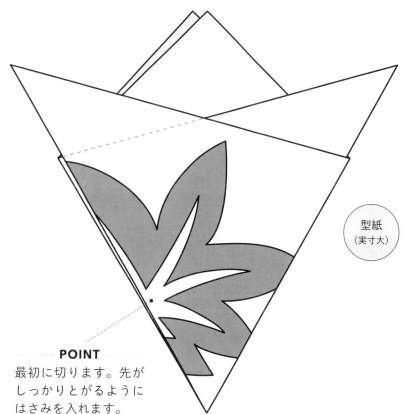

型紙
（実寸大）

POINT

最初に切ります。先が
しっかりとがるように
はさみを入れます。

雪のけっしょう(4種)

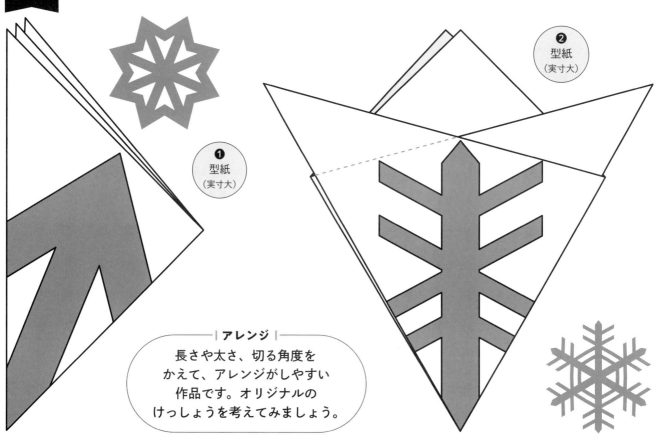

❶ 型紙
（実寸大）

❷ 型紙
（実寸大）

── | **アレンジ** | ──

長さや太さ、切る角度を
かえて、アレンジがしやすい
作品です。オリジナルの
けっしょうを考えてみましょう。

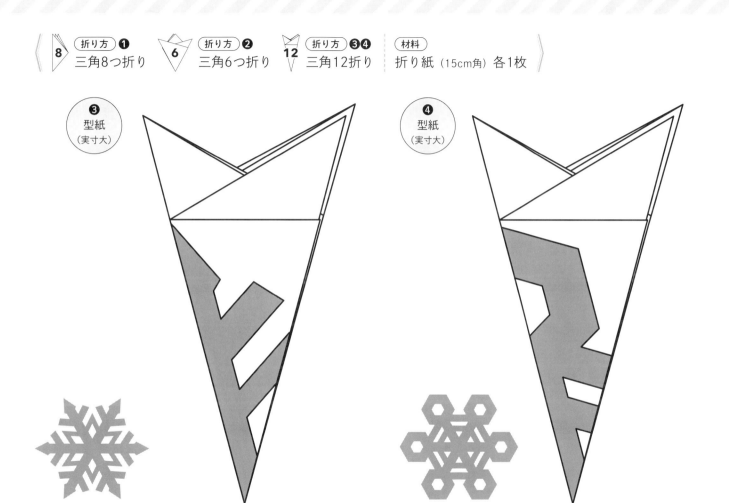

〈 8 折り方 ❶ 三角8つ折り | 6 折り方 ❷ 三角6つ折り | 12 折り方 ❸❹ 三角12折り | 材料 折り紙（15cm角）各1枚 〉

❸ 型紙（実寸大）

❹ 型紙（実寸大）

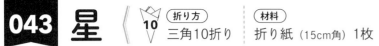

043 星

10 〔折り方〕三角10折り ｜ 〔材料〕折り紙（15cm角）1枚

型紙
（実寸大）

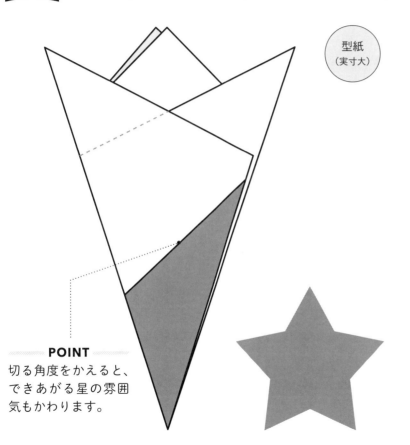

POINT
切る角度をかえると、
できあがる星の雰囲
気もかわります。

━━│ アレンジ │━━
図のように折り目をつけると、
星のお皿のできあがり！

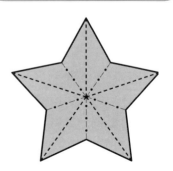

044 きらめく星　045 星のリング

10 ┃ きらめく星・折り方 ┃ 三角10折り

8 ┃ 星のリング・折り方 ┃ 三角8つ折り

材料
折り紙（15cm角）各1枚

きらめく星
型紙
（実寸大）

星のリング
型紙
（実寸大）

POINT
カッターを使って、
線をシャープに作
るときれいです。

POINT
切り落とさない
ように注意しま
しょう。

脳をきたえる 切り紙あそび❸

紙をどう折るかによって、開いたときの形の出方がかわるのが切り紙のおもしろさの一つです。「同じ折り方でも、切り方によってできあがりがかわる」「同じ切り方でも、折り方がちがうとできあがりがかわる」という体験をすることで、切り紙の不思議さを実感するとともに、折り方・切り方による、くり返しのルールを理解できます。

どう切ったらどれになる?

同じ折り方をしても、切り方がちがうと、ちがう形になります。
では、どう切ったらどういう形になるか、クイズ形式で当てさせます。

1 子どもの目の前で、折り紙を折ります。

2 型をうつしたものと、切りぬいたものをあらかじめ用意しておき、子どもの前に並べ、どれがどれになるか考えさせます。

3 実際に切ってみて、答え合わせをしましょう。

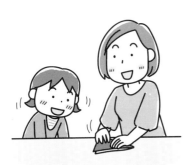

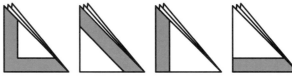

例は三角8つ折りです。

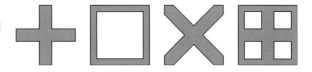

何回折ったらどうなる？

同じ切り方をしても、折る回数がちがうと、ちがう形になります。何回折ったのを切ったらどういう形になるか、クイズ形式で当てさせます。

1 子どもの目の前で、折り紙を折ります。
（イラストは、三角8つ折りと、さらに半分、もう一度半分に折ったもの）

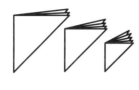

2 全部、同じ向きで、同じ位置を切ります。

3 切りぬいておいたものを別に用意しておき、どれがどれになるか考えさせます。

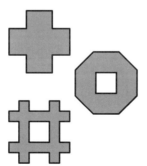

4 切ったものを開いてみて、答え合わせをしましょう。

POINT

◆ **1** で折り方を見せるときはなるべくゆっくりと折っていき、どことどこが重なっているか、どこが「わ」になっているかに注目させましょう。

◆ 全部同じ色の折り紙でやるか、全部ちがう色の折り紙でやりましょう。同じ色の折り紙が「切る前」と「切ったあと」になっていないというのは、子どもに不要な混乱をあたえてしまい、楽しめません。

切り紙の ここが 脳にきく！　折っている状態から、開いたときにどんな形になっているかを考えるには、頭の中で図を動かしていく「空間認識力」や「展開力」が必要です。算数の図形問題をとくときに役立つのはもちろん、「見えないところがどうなっているか」「見えないところにも存在するものがある」という発想力や想像力もきたえられます。

046 くるま

〈 **2** 折り方 四角2つ折り | 材料 折り紙（15cm角）1枚 〉

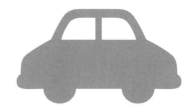

型紙
（実寸大）

//////// **POINT** ////////

窓は、切りこみを入れて切るとかんたんです。
おとながカッターで切ってもいいでしょう。

047 パトカー

2	折り方 四角2つ折り	材料 折り紙 (15cm角) 1枚

POINT

切ったあとに、色を
ぬります。パトカー
以外の車にデザイン
してもOK！

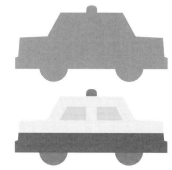

型紙
（実寸大）

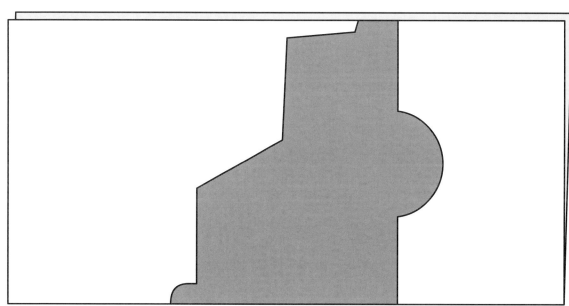

048 バス

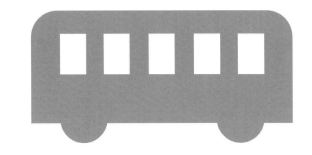

折り方	材料
2 四角2つ折り（半分）	折り紙（15cm角）1枚

型紙（実寸大）

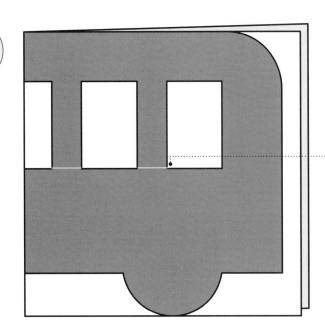

POINT

窓は、切りこみを入れて切っていきます。おとながカッターで切ってもいいでしょう。

049 でんしゃ

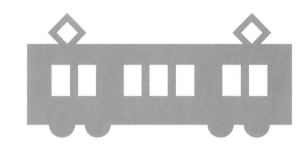

折り方	材料
4 四角4つ折り	折り紙 (15cm角) 1枚

POINT

右側の窓は、窓のまん
中あたりを軽く折って
切りこみを入れてから
切ります。

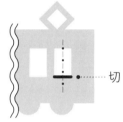

・・・ 切る

POINT

窓やパンタグラフは、切
りこみを入れて切ります。
おとながカッターで切っ
てもいいでしょう。

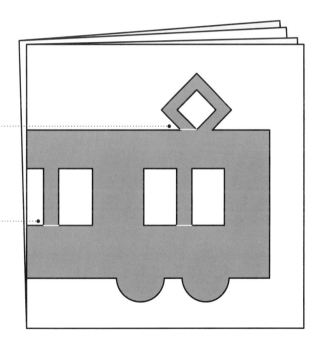

型紙
(実寸大)

― | アレンジ | ―

1度に2両できるので、のりではって
連結させても楽しいです。

050 ひこうき

〈 **2** 〉 （折り方）四角2つ折り ｜ （材料）折り紙（15cm角）1枚 〉

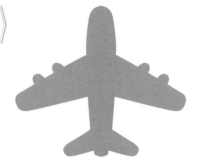

============ **POINT** ============

好きなもようを書いてね。

型紙
（実寸大）

051 ジェットき

2 | 折り方 | 四角2つ折り | 材料 | 折り紙（15cm角）1枚

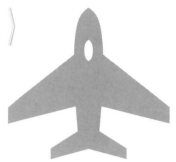

― | アレンジ | ―
厚手の紙で作って
つるしてもいいでしょう。

型紙
（実寸大）

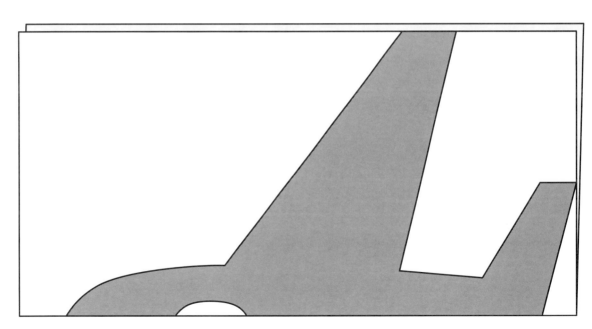

052 ききゅう

〈 **2** （折り方）四角2つ折り ｜ （材料）折り紙 (15cm角) 1枚 〉

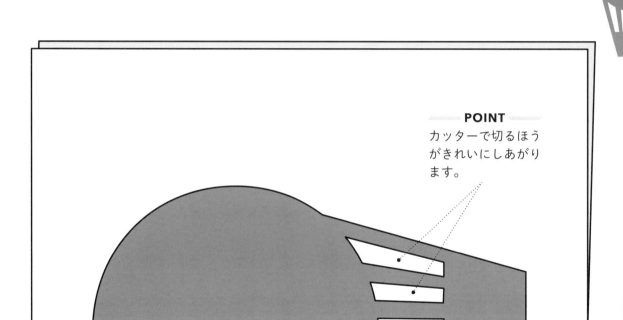

POINT
カッターで切るほう
がきれいにしあがり
ます。

POINT
頂点に注意！
（→ 49 ページ）

型紙
（実寸大）

2	折り方

四角2つ折り（半分）

	材料

折り紙（15cm角）1枚

POINT

窓は、1穴パンチを使うと
かんたんです。あとからシー
ルをはったりペンで書いた
りしてもいいでしょう。

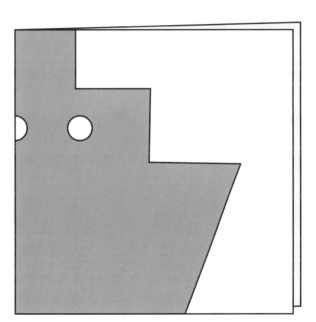

型紙
（実寸大）

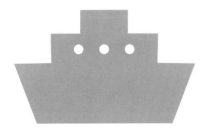

054 つながるくるま

〈 **12** 三角12折り 〉 〈 **材料** 折り紙（15cm角）1枚 〉

〈折り方〉

型紙
（実寸大）

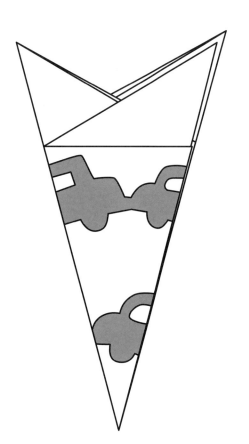

| アレンジ |
車の形や窓の形をかえて、
いろいろなデザインを
楽しんでください。

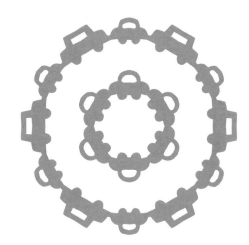

055 ひこうきとききゅう

折り方	材料
三角8つ折り	折り紙（15cm角）1枚

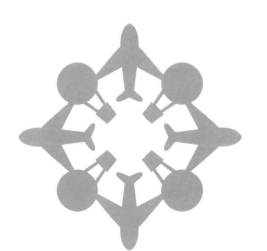

POINT
まるいところと直線
をしっかり切り分け
ましょう。

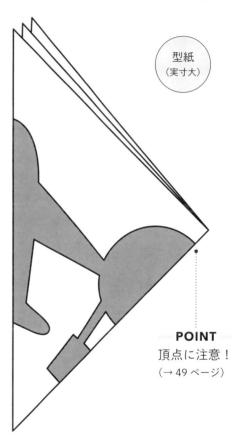

型紙
（実寸大）

POINT
頂点に注意！
（→ 49 ページ）

家 〈 **2** 折り方 │ 材料 〉
四角2つ折り │ 折り紙（15cm角）1枚

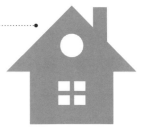

────── **POINT** ──────
開いたあとに、片方のえん
とつを切り落とします。

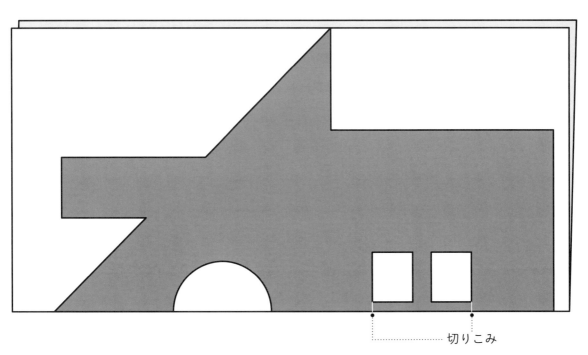

切りこみ

型紙
（実寸大）

057 家と木

折り方
じゃばら4つ折り（半分）

材料
折り紙（15cm角）1枚

| アレンジ |
木の形、家の形をかえると
雰囲気のちがう
町並みになります。

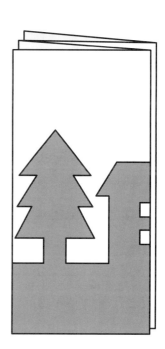

型紙
（実寸大）

058 ともだち

4 | 折り方 | 四角4つ折り | 材料 | 折り紙（15cm角）1枚

型紙
（実寸大）

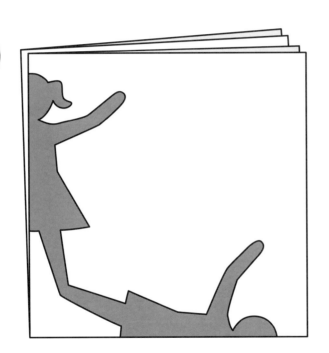

── ｜ **アレンジ** ｜ ──

切ったあとに顔を書いたり、
服をぬったりして
楽しみましょう。

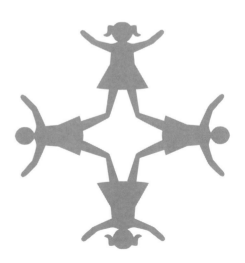

059 ビルとタワー

折り方 | 材料
8 三角8つ折り | 折り紙（15cm角）1枚

POINT
細かい部分が多いので、
紙をしっかりおさえて
切り進めましょう。

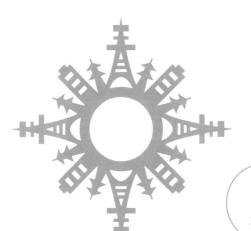

| アレンジ |
黒い紙で作って
黄色い紙にはると、
夜景のようになります。

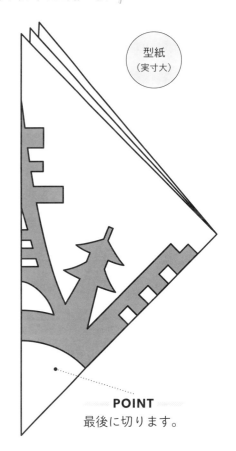

型紙
（実寸大）

POINT
最後に切ります。

060 スプーンとフォーク

折り方
4 じゃばら4つ折り
（半分）

材料
折り紙（15cm角）1枚

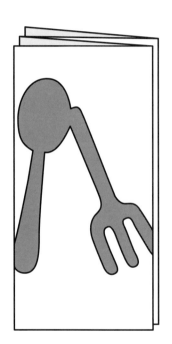

型紙
（実寸大）

─┨ **アレンジ** ┠─
いくつか作って
B4くらいの大きさの紙にはり、
ランチョンマットにしても
いいでしょう。

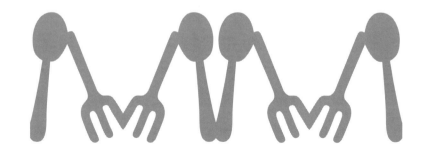

061 ボトルとグラス

折り方　じゃばら4つ折り（半分）　材料　折り紙（15cm角）1枚

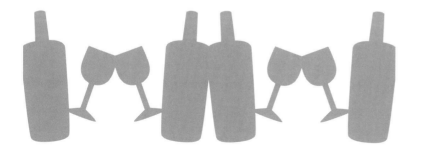

型紙（実寸大）

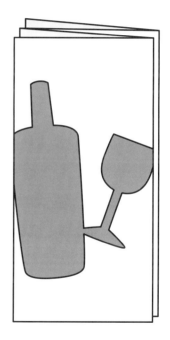

脳をきたえる 切り紙あそび④

たたんだ紙を開くと別のもようがあらわれるというおどろきがある切り紙が、今度は飛び出すポップアップカードに早がわり！
自分が切ったものが動くというのはとても興味深く、子どもの好奇心をかきたてます。

基本のポップアップカード

1 折り紙を半分に折り、図のような切りこみを入れます。

※はりつける作品に合わせて、切りこみの幅や長さを調節してください。

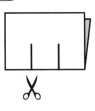

2 図の位置に折りすじをつけます。

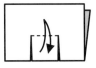

3 開いて図のように折りぐせをかえ、立体にします。

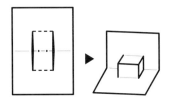

4 色画用紙など厚手の紙を、折り紙よりひと回り大きく切り、半分に折ります。

5 **4**の内側に、**3**をのりではります。

6 斜線の部分に切った作品をはります。

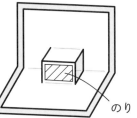

のり

POINT

◆閉じたときにはみ出さないよう、作品か台紙の大きさを調整しましょう。

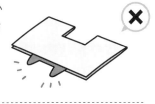

応用❶

切りこみを2～3カ所作れば、複数の作品を使ったカードが作れます。

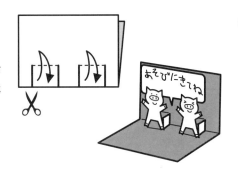

応用❷

開く向きをかえて、「なかよしかえる」のような、手をつないだ作品を両面にはることもできます。

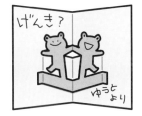

応用❸

「わ」と反対側の一部を切りとらずに残すと、作品自体が飛び出すカードになります。

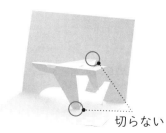

切らない

応用❹

じゃばら折り作品の両はしを2つに折った紙にはると、アコーディオン状に飛び出すカードになります。

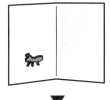

※まん中から少しはなした位置に片方のはしをはり、もう一方のはしにのりをつけてからカードを閉じておさえてはり合わせます。

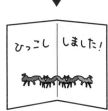

切り紙の **ここが脳にきく!**

・平面を立体的な動きへと置きかえるための空間を理解する力がきたえられます。

・台紙も、一種の切り紙です。切りこみの入れ方を工夫すると、いろいろな飛び出し方や、それに合わせた飾り方が考えられます。どうなるか予想して切るというのも脳の訓練には大切ですが、やってみた結果から、どうすればいいか改善策を考えるのも、さらに脳をのばします。心ゆくまで自由に切らせましょう。

062 ねこ／うさぎ

2 (折り方)
四角2つ折り

(材料)
折り紙 (15cm角) 1枚

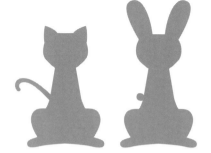

| アレンジ |
しっぽの形をかえて
耳をのばすと
うさぎができます。

型紙
（実寸大）

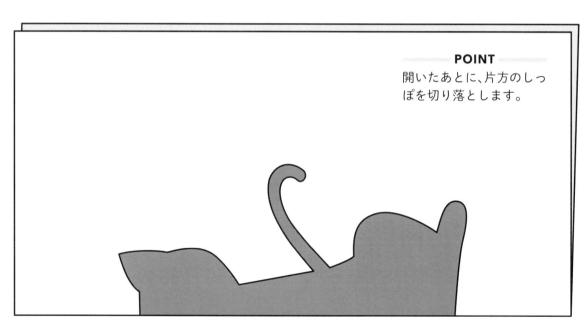

////// **POINT** //////
開いたあとに、片方のしっ
ぽを切り落とします。

063 くま／パンダ

2 （折り方）
四角2つ折り

（材料）
折り紙（15cm角）1枚

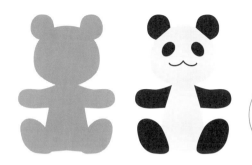

│ **アレンジ** │
白で作って、
黒でぬり分けると
パンダになります。

型紙
（実寸大）

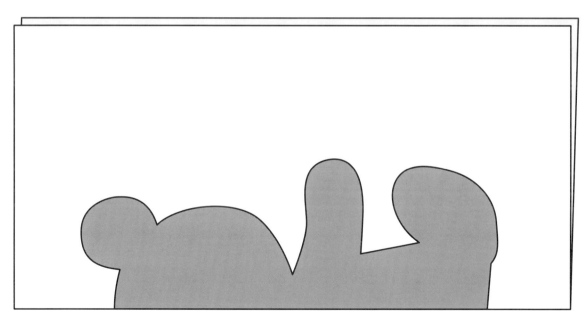

064 こぶた

〈 **2** （折り方）四角2つ折り ｜ （材料）折り紙（15cm角）1枚 〉

////// **POINT** //////
目や鼻は、あとから
書きましょう。

型紙
（実寸大）

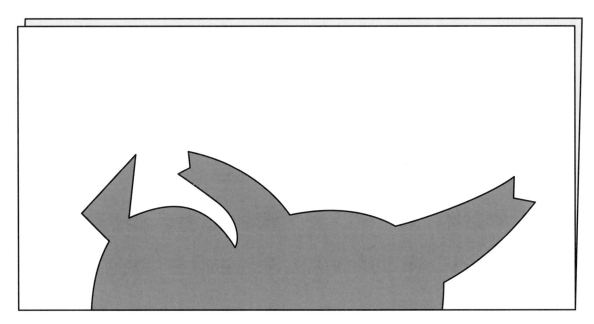

おおかみ

2 | 折り方 | 四角2つ折り
材料 | 折り紙（15cm角）1枚

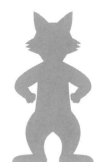

POINT

開いてから、目や口
を書きましょう。

│ アレンジ │
ガオ〜とかみつきそうな口を
切りぬいて作ると、
こわさが出ます。

型紙
（実寸大）

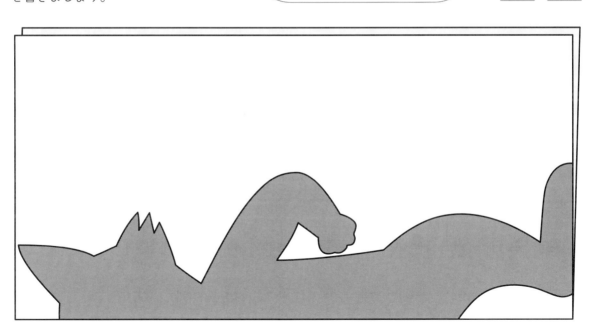

ボクシング・カンガルー

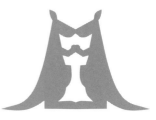

2	折り方	材料
	四角2つ折り	折り紙（15cm角）1枚

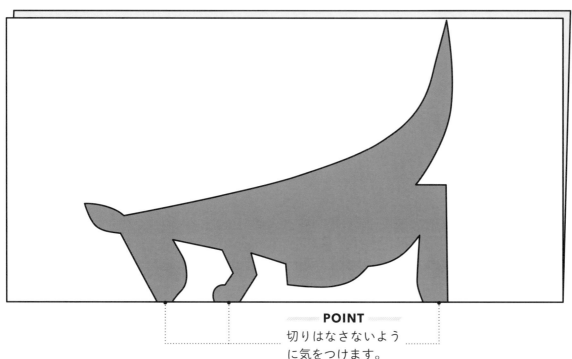

POINT
切りはなさないよう
に気をつけます。

型紙
（実寸大）

067 くっつくはりねずみ

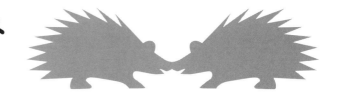

2	折り方	材料
	四角2つ折り（半分）	折り紙（15cm角）1枚

POINT
はりのギザギザ感
をしっかり出しま
しょう。

POINT
鼻のとんがり感は出しつ
つも、切れてしまわない
ように注意しましょう。

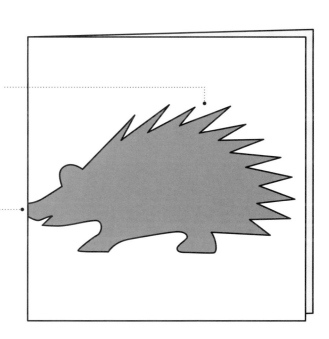

型紙
（実寸大）

068 わになるダックスフンド

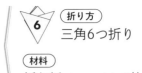

6 （折り方）
三角6つ折り

（材料）
折り紙（15cm角）1枚

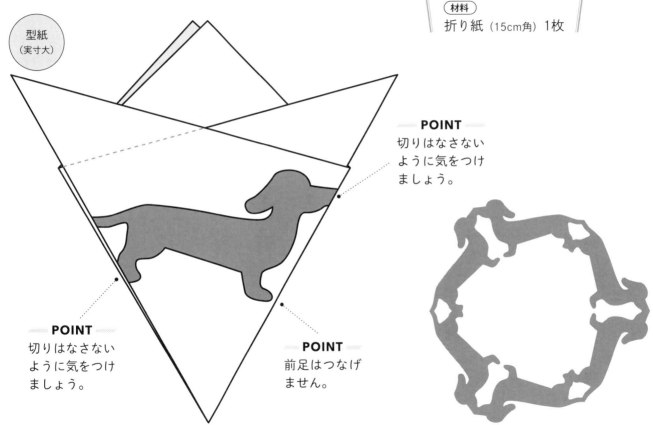

型紙
（実寸大）

POINT
切りはなさない
ように気をつけ
ましょう。

POINT
切りはなさない
ように気をつけ
ましょう。

POINT
前足はつなげ
ません。

069 じゃれあうゾウ

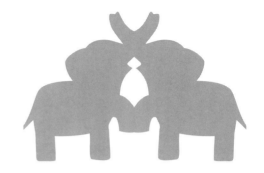

2	折り方	材料
	四角2つ折り	折り紙（15cm角）1枚

型紙
（実寸大）

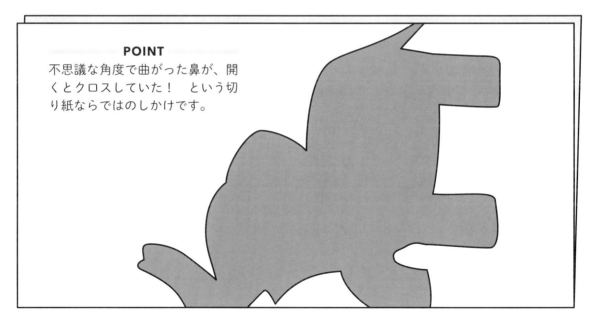

POINT
不思議な角度で曲がった鼻が、開くとクロスしていた！　という切り紙ならではのしかけです。

070 手つなぎくまさん

折り方
4 じゃばら4つ折り(半分)

材料
折り紙(15cm角) 1枚

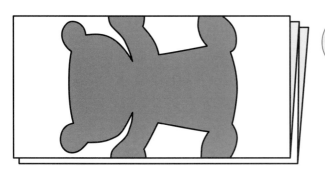

型紙
(実寸大)

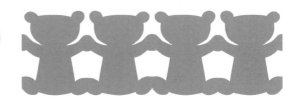

─ **POINT** ─

手足のまるい感じがうま
く切れると、かわいくし
あがります。

─ **アレンジ** ─

いくつも作って、
のりではり合わせて
ガーランド風にかざれます。

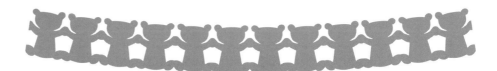

071 くまの親子

〈 **[折り方]** じゃばら8つ折り | **[材料]** 折り紙（15cm角）1枚 〉

型紙
（実寸大）

POINT
耳の曲線を大切に。

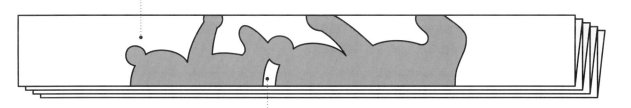

POINT
最初に切ります。小さい
部分ですが、くまの連続
感を出すためのポイント
になります。

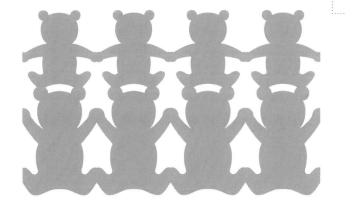

なかよしうさぎ

〈 **2** 折り方 四角2つ折り（半分） 材料 折り紙（15cm角）1枚 〉

型紙（実寸大）

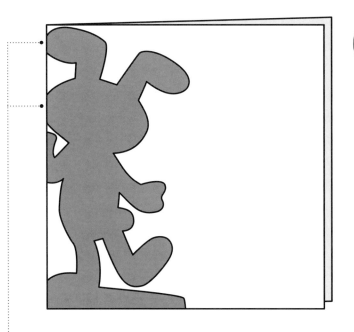

POINT

切りはなさないように気をつけて切りましょう。

POINT

しあげに、かわいい表情を書いてください。

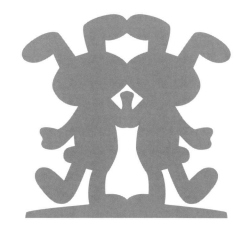

073 うさぎのダンス

折り方
4 じゃばら4つ折り

材料
折り紙（15cm角）1枚

型紙
（実寸大）

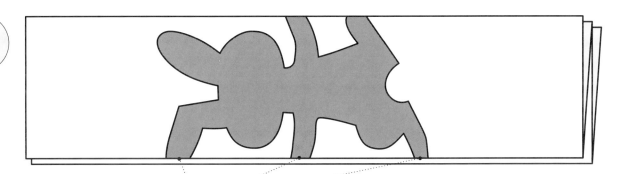

POINT
切りはなさないように気
をつけて切りましょう。

── アレンジ ──
耳の折れの角度をかえたり、
両方まっすぐにしたり、
いろいろなうさぎを作ってみましょう。

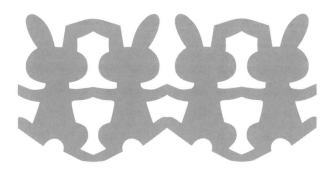

型紙
（実寸大）

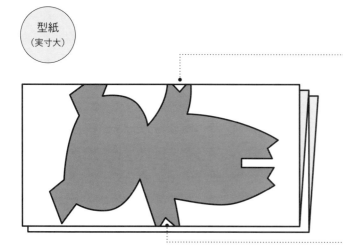

POINT

手がつながるように気をつけながら、ぶたさんの手らしくなるよう、しっかりとVの切りこみを入れましょう。

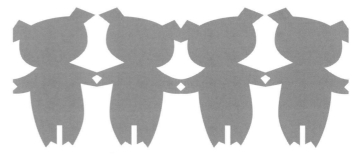

075 ぶらさがるサル

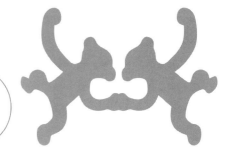

2	折り方

四角2つ折り

材料
折り紙（15cm角）1枚

┤ アレンジ ├
サルの向きをかえながら、
いくつものりでつなげていき、
ぶらさげてかざってもかわいいです。

型紙
（実寸大）

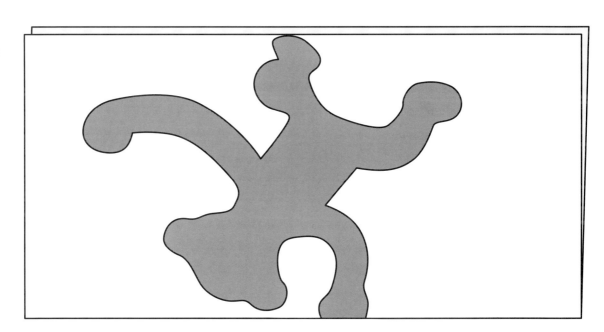

076 りすとどんぐり

4	折り方	材料
	四角4つ折り	折り紙（15cm角）1枚

型紙
（実寸大）

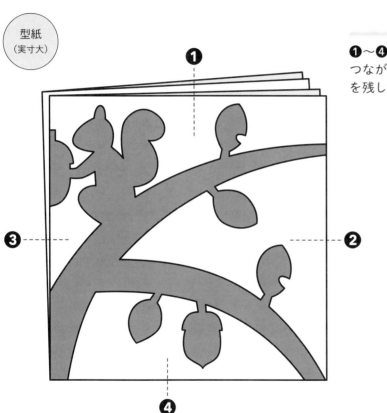

❶
❷
❸
❹

POINT

❶～❹の順で切っていきます。
つながっているところ（❸❹）
を残しておくと安定します。

POINT

細かい部分が多いので、ゆっくり
と切り進めましょう。葉っぱが1
つくらいなくなっても気にしない
でOKです！

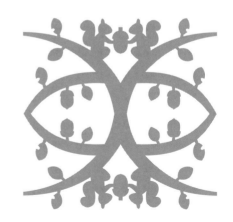

077 キリンと木

2	折り方	材料
	四角2つ折り	折り紙（15cm角）1枚

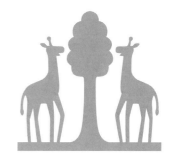

POINT

切ったあとに開いて、
キリンのもようを書き
ましょう。

型紙
（実寸大）

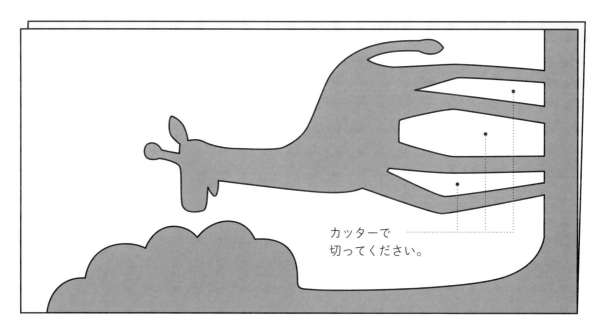

カッターで
切ってください。

型紙
(実寸大)

POINT
切りはなさないよう
に気をつけましょう。

POINT
切りこみを入れるか、
カッターで切ります。

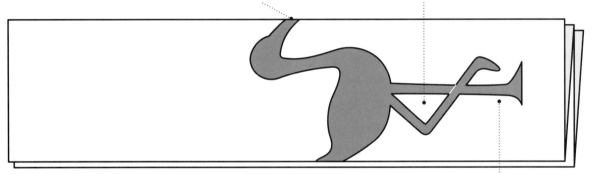

POINT
足はなるべく細く、まっ
すぐに切るときれいです。

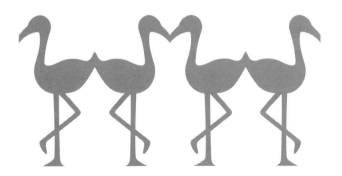

にわとりのおやこ

| 2 | 折り方 四角2つ折り（半分） | 材料 折り紙（15cm角）1枚 |

型紙
（実寸大）

POINT
切りはなさないように気をつけましょう。

POINT
足の間はカッターで切ってください。

— | アレンジ | —
厚手の紙で作って、
輪にしてテープでとめれば
エッグスタンドになります。

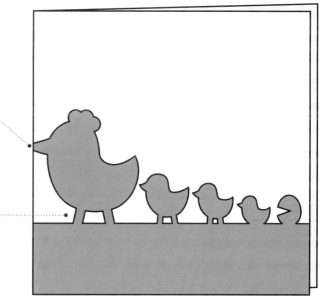

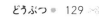

080 みみずくの親子

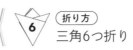

折り方
三角6つ折り

材料
折り紙（15cm角）1枚

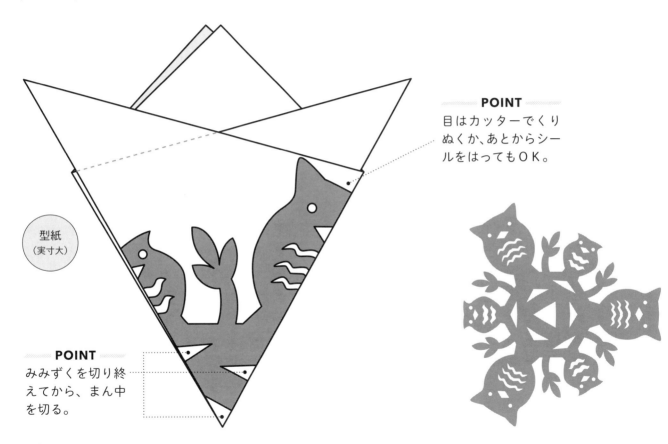

型紙
（実寸大）

POINT
目はカッターでくり
ぬくか、あとからシー
ルをはってもOK。

POINT
みみずくを切り終
えてから、まん中
を切る。

型紙
(150%拡大)

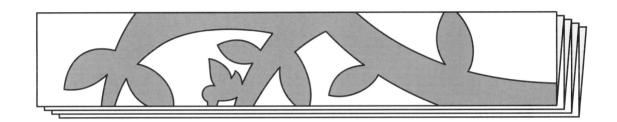

│ アレンジ │
葉っぱの形をかえたり、
木の実をつけたりして、
好みの森を作りましょう。

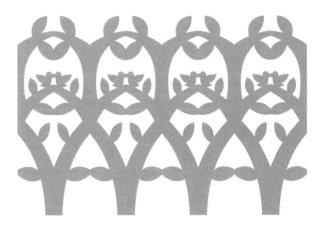

POINT
いくつも作って、窓
ガラスなどをかざっ
てもステキです。

脳をきたえる 切り紙あそび❺

切り紙を切ったあと、切りぬかれた折り紙のほうを開くと、そこに作品のシルエットが残っています。当たり前のようですが、子どもにとっては意外なおどろきがあります。捨ててしまわずに、こちらも使ってあそんでみましょう。

なぞり絵

画用紙などの上に切りぬいた紙を置き、型にそってペンやクレヨンでなぞります。場所や色をかえながらいくつも同じ絵を書いて楽しめます。

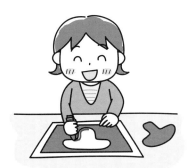

ステンシル

1 はがきなど、もようをつけたい紙の上に、切りぬいた紙を置きます。

※マスキングテープなどで固定すると、ずれないので安心です。

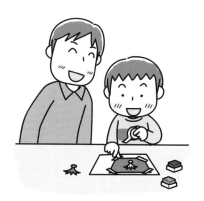

2 紙をしっかりおさえて、インクをしみこませたスポンジや、スタンプ台を直接、トントンとおしていきます。

※あまり強くおしつけず、軽く当てるようにすると、濃淡があるきれいなしあがりになります。

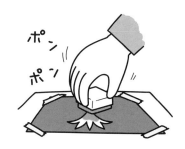

POINT

◆ 最初からステンシルに使うつもりで切る場合は、厚手の紙を使うとよいでしょう。

◆ スタンプ台ではなく、絵の具やクレヨンでぬりつぶすのでも OK です。

---

3 紙をはがします。よくかわかしてから、もようなどを書き足してもいいでしょう。

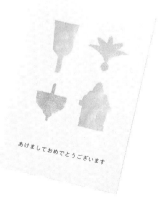

あけましておめでとうございます

応用❶

切りぬいた作品を置いて、周囲にスタンプを当てていきます。紙をとると、作品部分が白く残ります。

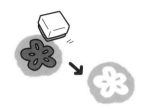

応用❷

布用の耐水性のインクを使えば、洋服やハンカチなどに、オリジナルのもようをつけることができます。

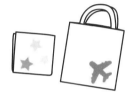

切り紙の **ここが 脳にきく！**

・スタンプをおしつけすぎると、型からはみだしてにじんでしまい、きれいにしあがりません。手先の力加減をコントロールする運動系脳番地がきたえられます。

・スタンプの色をいろいろと用意しておくと、色を重ねるとちがう色になるという発見をしたり、にごらせないためにはかわくのを待ってから次の色を使うなどの段取りをつける力が育ちます。

かぶとむし

〈 **2** 折り方 四角2つ折り ┃ 材料 折り紙（15cm角）1枚 〉

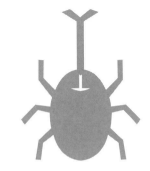

---POINT---

足を切り落とさないよう、
紙の向きをかえながら
切っていきましょう。

型紙
（実寸大）

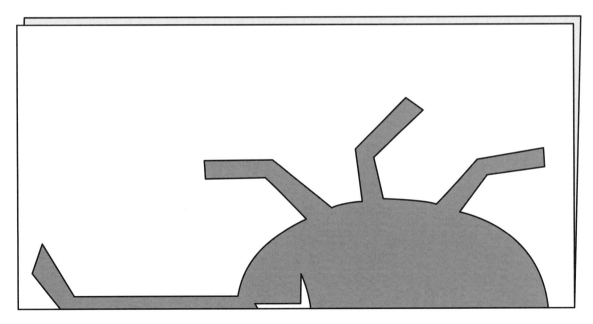

くわがた

〈 **2** 折り方 四角2つ折り | 材料 折り紙（15cm角）1枚 〉

─┃ **アレンジ** ┃─

かぶとむしもくわがたも、体のまん中が
少し山になるように折り、ツノや手足を折って
立体的にかざるとかっこいいです。

型紙
（実寸大）

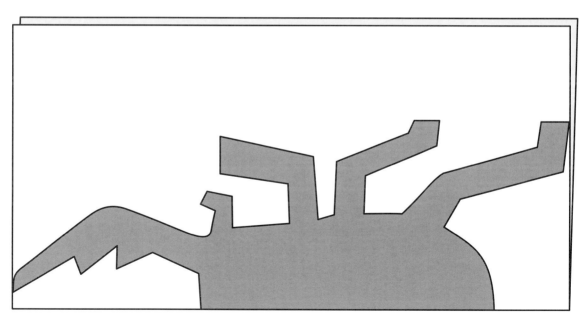

ちょうちょ

2 折り方
四角2つ折り

材料
折り紙（15cm角）1枚

POINT
しょっかくを切り落と
さないよう気をつけま
しょう。

─ アレンジ ─
羽にもようを書いたり、
シールをはったりして
かざってもいいです。

POINT
切りこみをしっかり
と入れます。

型紙
（実寸大）

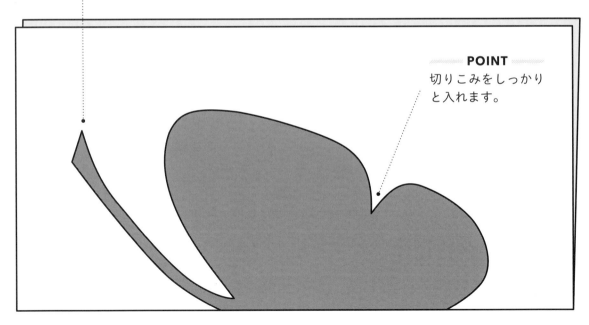

085 てんとうむし

2	折り方	材料
	四角2つ折り	折り紙（15cm角）1枚

POINT

丸は、切りこみを入れて切っていきます。1穴パンチであけても、カッターで切ってもいいし、あとからシールをはるのでもいいでしょう。

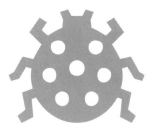

型紙
（実寸大）

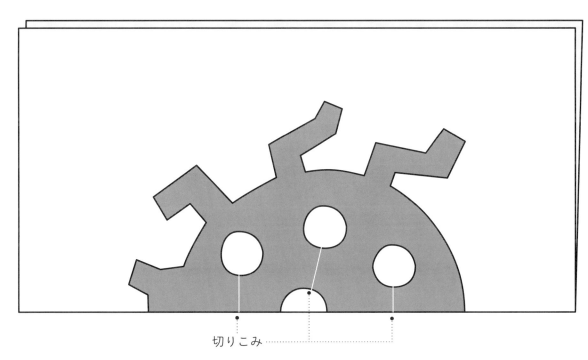

切りこみ

086 バッタ

折り方 | 三角2つ折り
材料 | 折り紙（15cm角）1枚

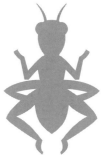

型紙
（125%拡大）

POINT

全体に、ゆったりと
カーブした線で切っ
ていきます。

切りこみ

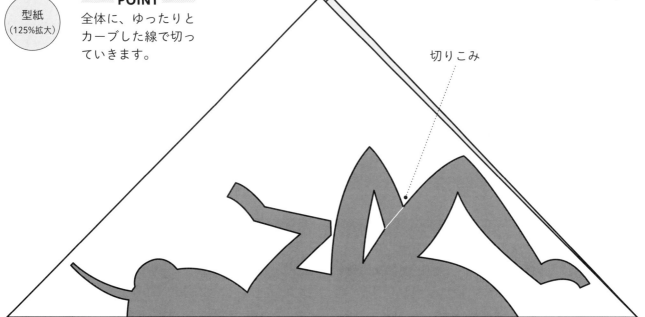

087 せみ

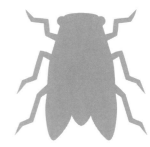

2 （折り方）
四角2つ折り

（材料）
折り紙（15cm角）1枚

━━┃ アレンジ ┃━━
切ったあと、まん中を軽く山折りにし、
そのほかも折り線にしたがって折ると、
せみのリアルな感じが出ます。
※折り線は、表から見たものになっています。

型紙
（実寸大）

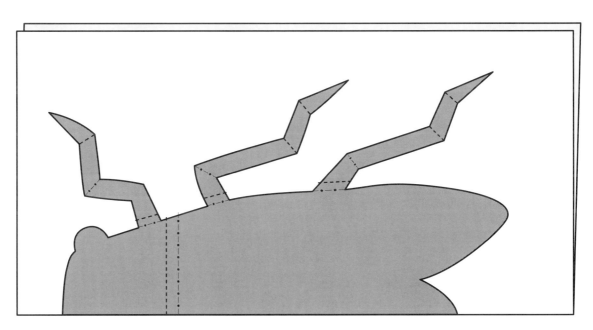

はち 〈 2 折り方 四角2つ折り ┆ 材料 折り紙 (15cm角) 1枚 〉

POINT
羽も体も、まるみが
出るように切ります。

━ **アレンジ** ┃
切ったあと、折り線にしたがって折ると、
段々おなかのかわいいはちになります。
※折り線は、表から見たものになっています。

型紙
（実寸大）

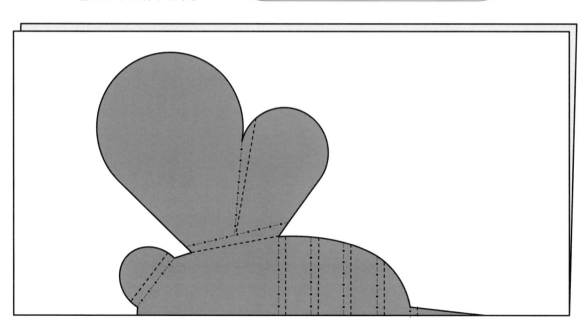

089 かまきり

| 2 | 折り方 | 四角2つ折り | 材料 | 折り紙 (15cm角) 1枚 |

POINT

タントなど厚手の紙で作り、折り線にしたがって折ると、体を起こしたかまきりになります。

※折り線は、表から見たものになっています。

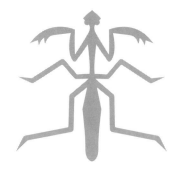

型紙
（実寸大）

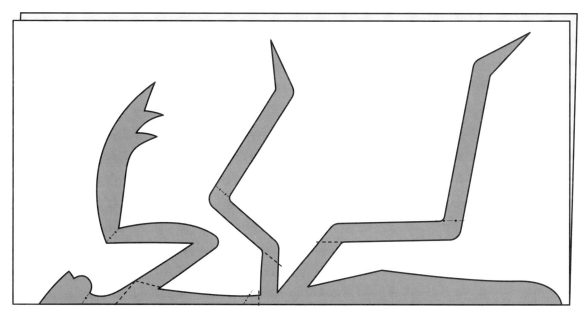

090 ありのぎょうれつ

型紙
（実寸大）

POINT
2列作れます。

POINT
切りはなさな
いように気を
つけましょう。

POINT
しょっかくとおし
りのふくらみがポ
イントです。

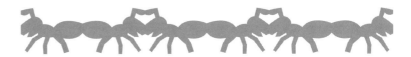

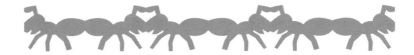

わになるとんぼ

12 折り方	材料
三角12折り	折り紙（15cm角）1枚

─┤ アレンジ ├─

キラキラする紙で作ると夏のとんぼ、
赤系の紙で作ると赤とんぼなど、
紙による変化も楽しみましょう。

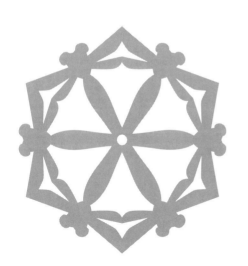

型紙
（実寸大）

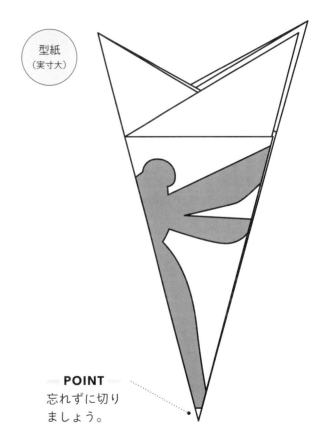

POINT
忘れずに切り
ましょう。

わになるくわがたとかぶとむし

型紙
（実寸大）

8 折り方
三角8つ折り

材料
折り紙（15cm角）1枚

POINT
かぶとむしのみ
切りこみを入れ
ます。

POINT
入り組んだところは、紙
の向きをかえながら、は
さみを入れ直して切っ
ていきましょう。

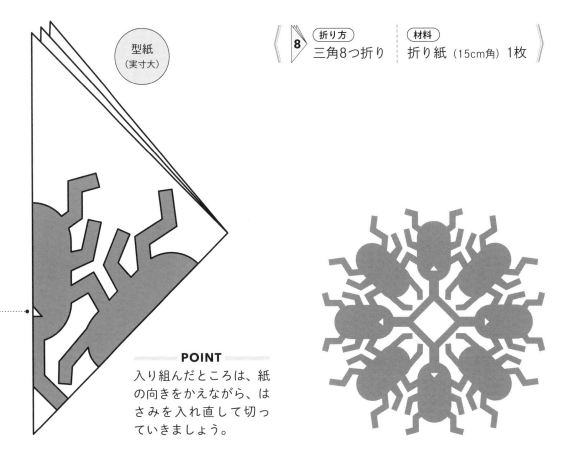

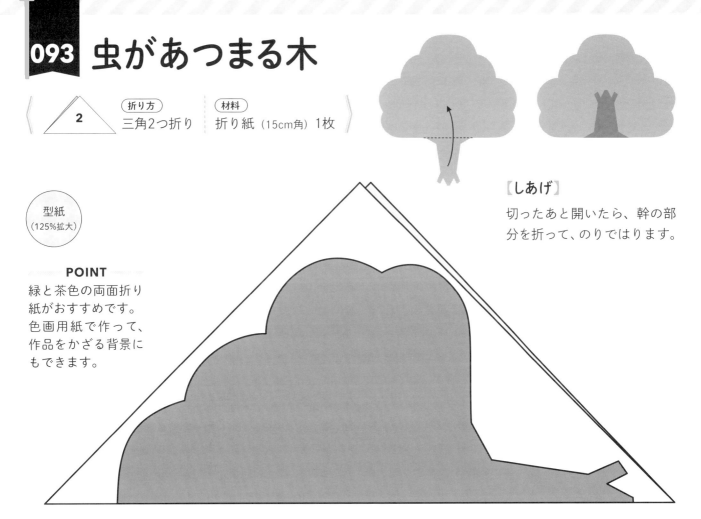

093 虫があつまる木

折り方
2　三角2つ折り

材料
折り紙（15cm角）1枚

型紙
（125%拡大）

POINT
緑と茶色の両面折り
紙がおすすめです。
色画用紙で作って、
作品をかざる背景に
もできます。

【しあげ】
切ったあと開いたら、幹の部
分を折って、のりではります。

脳をきたえる 切り紙あそび❻

2つ折りにした紙をたたかわせる「トントンずもう」は、切り紙のためにあるようなあそびです。どんな人形にするか、作っているあいだも楽しく、さらに、勝負をして盛り上がります。

トントンずもう

1 表を外側にして半分に折った折り紙に、おすもうさんやどうぶつなどを書き、切ります。

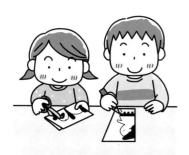

2 四角4つ折りにした折り紙を切って、土俵を作ります（右ページ参照）。開いたら、土俵のまわりのなわと、まん中にしきり線を書き、土俵よりひとまわり大きい箱にはります。

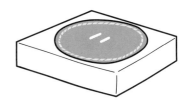

3 仕切り線の位置に人形を向かい合わせて置き、勝負開始！　箱をたたくと震動で人形が動くので、先にたおれるか、土俵から出てしまったほうが負け。

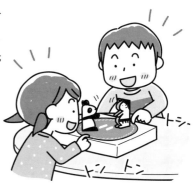

人形の例

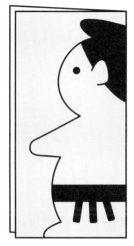

イメージ線

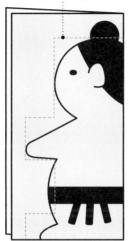

土俵

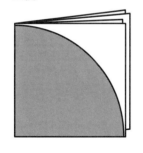

▶

POINT

◆ 切り紙は開いたときが完成した姿になりますが、トントンずもうの人形は、横から見た姿を書きます。

◆ 図のようなイメージ線をひいてあげてもいいでしょう。

◆ 人形の紙の強さ（厚さ）は同じものでたたかいます。

◆ 土俵をはる箱は、ある程度やわらかい箱のほうがよくはずむのでおすすめです。

切り紙の
ここが
脳にきく!

・大きいほうが強いと考えがちですが、バランスも大切です。どんな形がたおれにくいのか、何度も工夫をくり返すことで予測力が育ちます。

・箱を強くたたけば、相手をたおせるかもしれませんが、自分が先にたおれることもあります。状況を見ながら指先の力をコントロールすることを学びます。

094 いろいろなさかな

2	折り方 四角2つ折り

△2	折り方 三角2つ折り

材料
折り紙 (15cm角) 各1枚

| アレンジ |
ひれの形やもようをかえて、
いろいろなさかなを考えましょう。同じ形でも、
紙をかえると雰囲気がかわります!

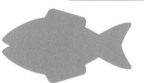

型紙
(実寸大)

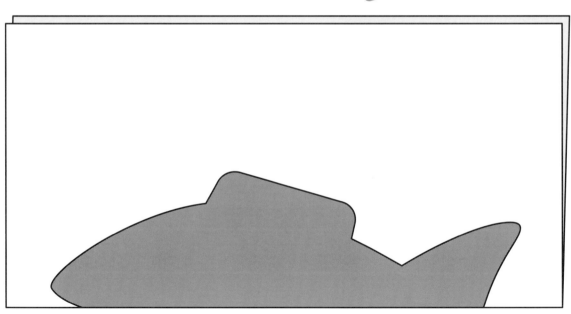

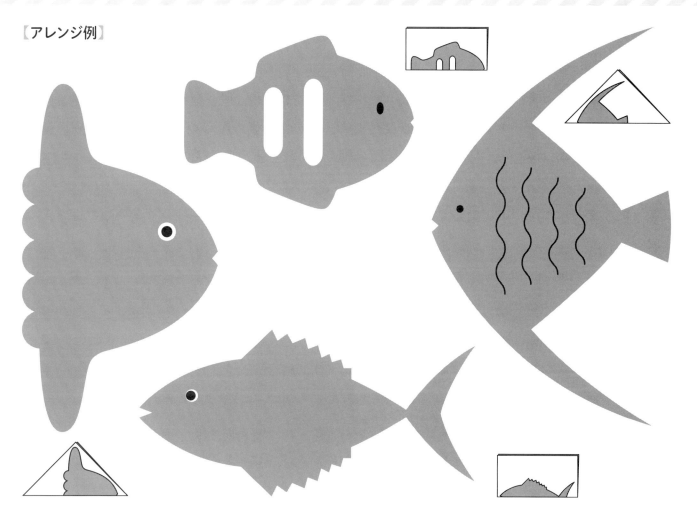

かに

| 2 | 折り方 四角2つ折り | 材料 折り紙（15cm角）1枚 |

POINT

足を切り落とさないよ
うに気をつけましょう。

型紙
（実寸大）

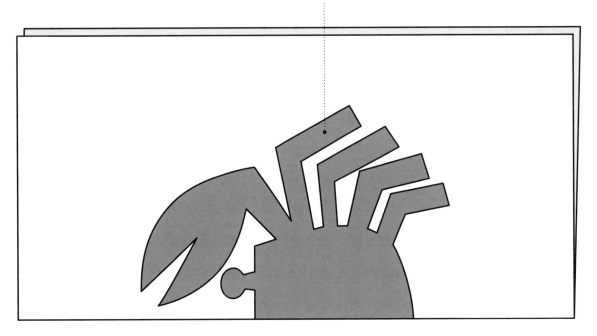

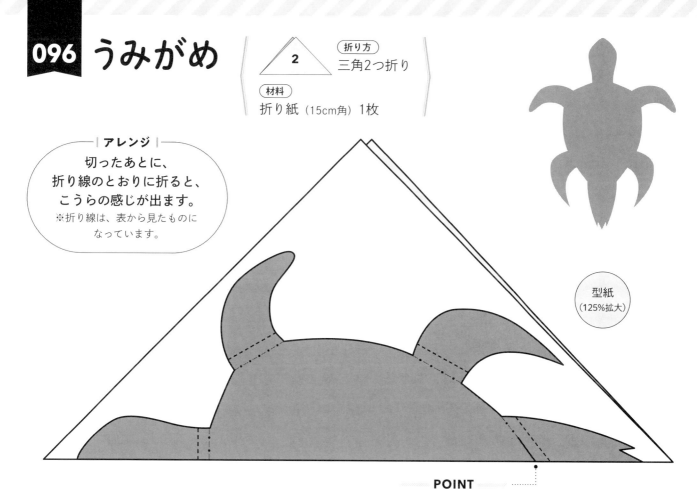

096 うみがめ

2

折り方
三角2つ折り

材料
折り紙 (15cm角) 1枚

── | アレンジ | ──
切ったあとに、
折り線のとおりに折ると、
こうらの感じが出ます。
※折り線は、表から見たものに
なっています。

型紙
(125%拡大)

POINT
半分ほど切ります。

097 ペンギン

2 折り方
四角2つ折り

材料
折り紙（15cm角）1枚

型紙
（実寸大）

POINT

目は1穴パンチやカッターであけます。あとから書いたり、シールをはるのでもいいでしょう。

アレンジ
おなかやくちばしは、白や黄色のおりがみで作ってはってもいいです。

やどかり

2 折り方 | 四角2つ折り

材料 | 折り紙 (15cm角) 1枚

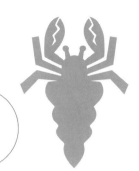

POINT

はさみの切りこみ部分は、紙がずれないようにしっかりおさえて切ります。

―― アレンジ ――

シールなどを使って、貝がらをかざりつけましょう!

型紙
(実寸大)

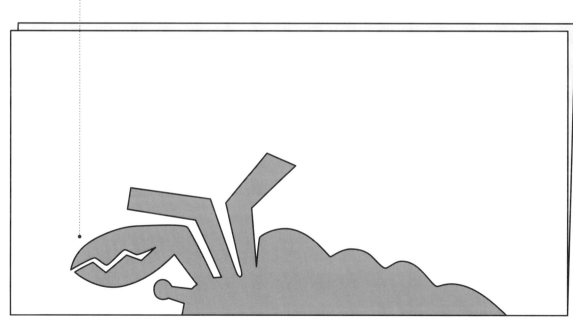

099 オットセイ

2 | 折り方
四角2つ折り

材料
折り紙 (15cm角) 1枚

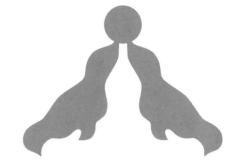

型紙
（実寸大）

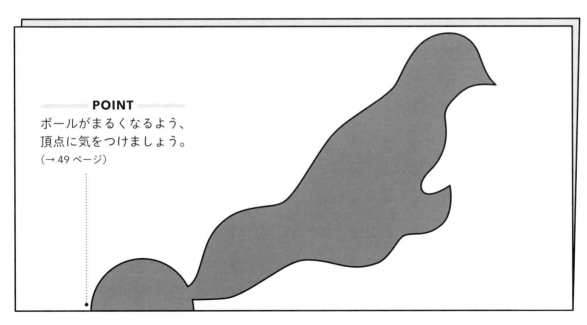

POINT
ボールがまるくなるよう、
頂点に気をつけましょう。
（→ 49 ページ）

	折り方		材料
4	四角4つ折り		折り紙 (15cm角) 1枚

型紙
（実寸大）

POINT
切りはなさいように
気をつけます。

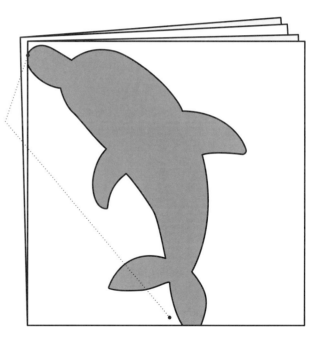

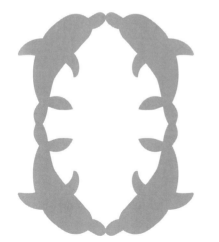

〈〈 （折り方）6 じゃばら6つ折り（半分） （材料）折り紙（15cm角）各1枚 〉〉

いか
型紙
（実寸大）

たこ
型紙
（実寸大）

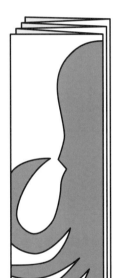

POINT

たこは4本（開いたとき8本）、いかは5本（開いたとき10本）、足の数をまちがえないように切りましょう。

103 くらげ

折り方
三角6つ折り

材料
折り紙（15cm角）1枚

アレンジ

足（触手）の長さや形をかえて、
オリジナルのくらげを
考えましょう。

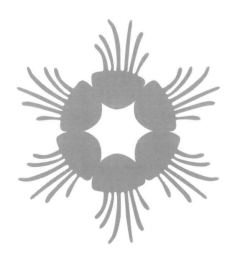

型紙
（実寸大）

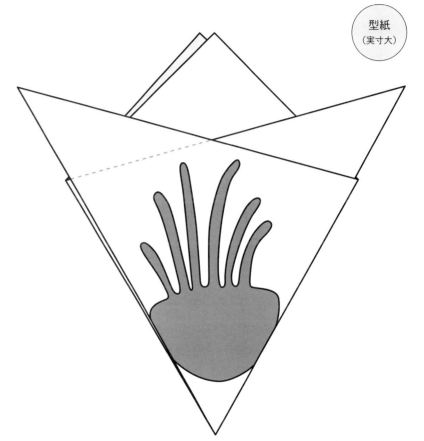

104 ざりがに

〈 **⑥ 折り方** じゃばら6つ折り │ **材料** 折り紙（15cm角）1枚 〉

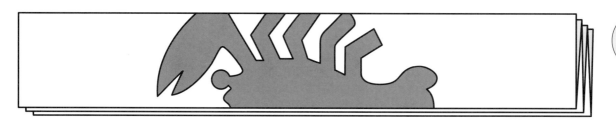

型紙
（実寸大）

////// **POINT** //////

形が入り組んでいます。こ
まめに紙の向きをかえなが
ら切り進めましょう。

105 たつのおとしご

折り方
4 じゃばら4つ折り

材料
折り紙（15cm角）1枚

POINT
なだらかな曲線になるように
紙を動かしていきましょう。

型紙
（実寸大）

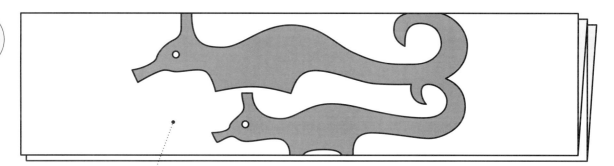

POINT
目は1穴パンチであ
けても、あとから書
いてもいいです。

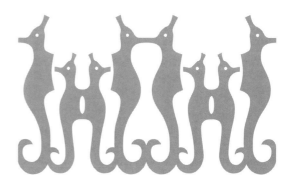

かえる

2

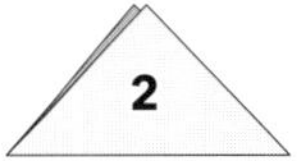

折り方
三角2つ折り

材料
折り紙 (15cm角) 1枚

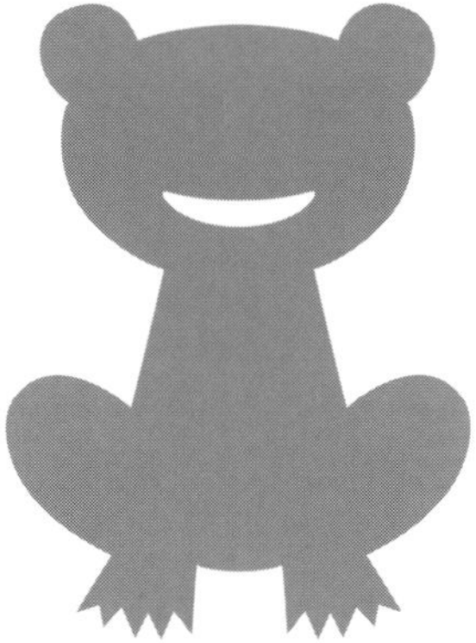

型紙
(125%拡大)

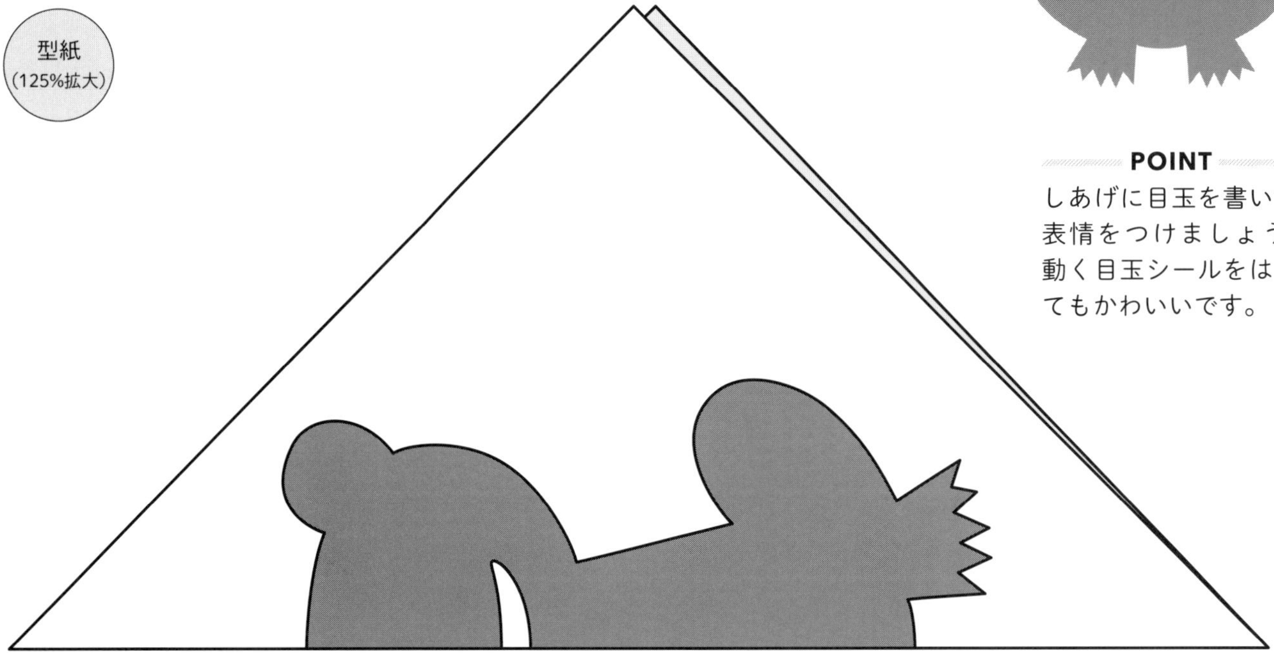

POINT

しあげに目玉を書いて
表情をつけましょう。
動く目玉シールをはっ
てもかわいいです。

型紙（実寸大）

┃アレンジ┃
折って立てたり、ポップアップカード
（111ページ）にしても楽しめます。

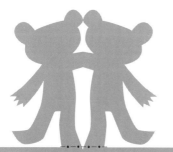

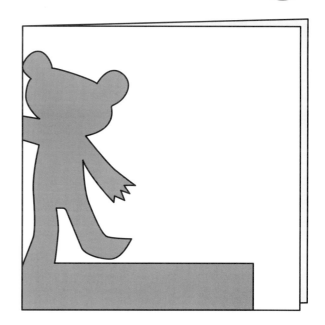

108 かにと貝がら

〈〈 8 折り方 三角8つ折り 〉〉 材料 折り紙（15cm角）1枚

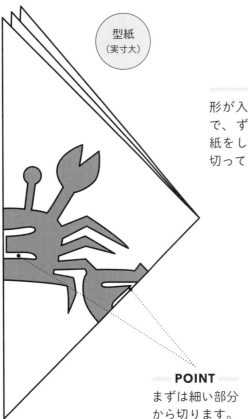

型紙
（実寸大）

POINT

形が入り組んでいるの
で、ずれないように、
紙をしっかりおさえて
切っていきましょう。

POINT

まずは細い部分
から切ります。

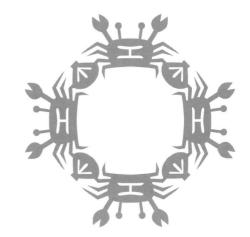

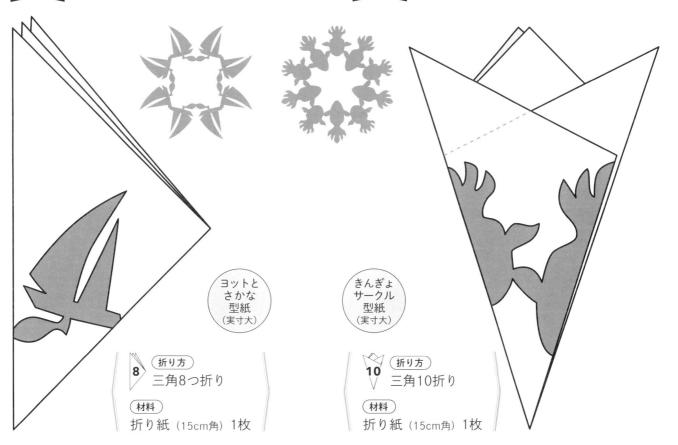

109 ヨットとさかな

110 きんぎょサークル

ヨットと
さかな
型紙
（実寸大）

きんぎょ
サークル
型紙
（実寸大）

8 折り方
三角8つ折り

10 折り方
三角10折り

材料
折り紙（15cm角）1枚

材料
折り紙（15cm角）1枚

111 イルカのコップホルダー

2 折り方
四角2つ折り

材料
折り紙（15cm角）1枚

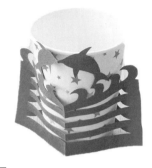

【しあげ】

交互になるように折って、あいだにコップなどを入れます。

型紙
（実寸大）

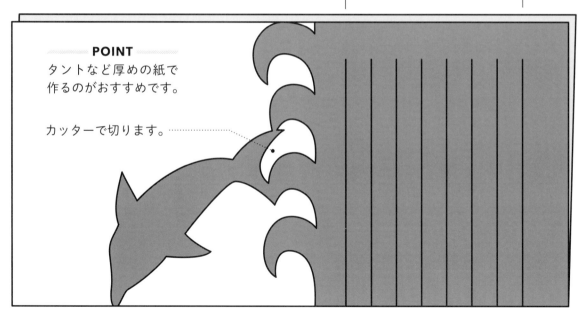

POINT
タントなど厚めの紙で
作るのがおすすめです。

カッターで切ります。

112 イルカのモビール

4	折り方 四角4つ折り	材料 折り紙（15cm角）1枚

POINT

厚手の紙や、きらきら光る紙で作るのがおすすめです。

型紙（実寸大）

【しあげ】

円の部分を角度をかえて前後に開き、上に穴をあけてつるします。サイズのちがう紙で作って、何個かつなげてもいいでしょう。

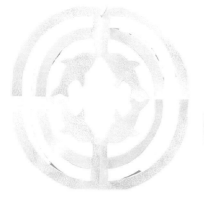

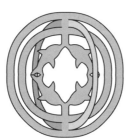

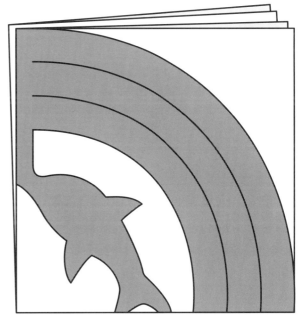

脳をきたえる 切り紙あそび❼

切り紙は、切って楽しいだけでなく、切りとったものを使ってさらにあそぶこともできるのがポイントです。自分で切った作品なので愛着もわきますし、自由にアレンジできるので、発想力をきたえることができます。

さかなつり

切り紙のさかなをつりあげる単純なあそびですが、
年齢や人数に合わせていろいろなあそび方ができます。

1 さかなや貝、ざりがにややどかりなど、好きなものを切ります。

2 さかなの口や背中などにクリップをはさみます。

3 わりばしなどにたこ糸を結び、糸の先にセロハンテープなどで磁石をつけ、つりざおを作ります。

4 床にさかなを散らし、つりざおの磁石をクリップに近づけ、つりあげます。

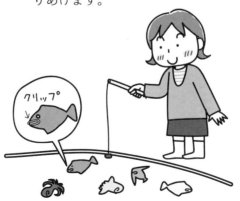

クリップ

POINT

◆ ひもなどで海と陸地を分けたり、ひもを輪にしてボートにするなど、年齢に合わせて、さかなとの距離をとるようにします。意外に、遠くてむずかしくなったほうが盛り上がったりするものです。

◆ さおや糸が長くなるほどコントロールがむずかしくなります。長さのちがう棒を用意して、自分に最適のさお作りから考えさせてもいいでしょう。

◆ クリップをさかなの裏側にはると、どこがくっつくかわかりにくいので難易度が上がります。

応用❶

さおを投げられるのは1回だけにして、一度に何びきくっつけられるかをきそいましょう。
くっつけたさかなを逃がさないように新しいさかなをくっつけたり、たくさんつけたさかなを落とさないようつりあげられるか、集中力とバランス力が必要です。

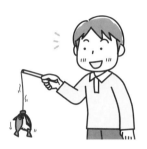

応用❷

さかなのまわりに金属製のものや磁石などを置いて、さかな以外をつったらさかなを1ぴき返すルールにして、時間内に何びきつれるかをきそいます。
さかな以外に「海」に何を置くか子どもたちに集めさせると、磁石にくっつくものとくっつかないものを学ぶきっかけにもなります。

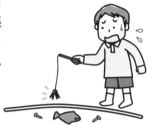

応用❸

さかなの裏に点数を書いておき、つったさかなの点数を足して、合計得点の多いほうが勝ちとすると、楽しく計算の練習ができます。小さいさかなのほうが点数が高いなど、意外性をプラスしてもいいでしょう。

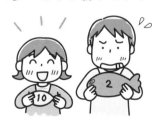

切り紙の ここが 脳にきく！

ふらふらゆれるひもの先の磁石をねらいどおりにあつかうには、集中力が必要です。また、くっついたと思っても、勢いよく上げてしまうと、さかながはなれてしまうこともあります。対象をよく見てさおを動かし、そっと上げるなど、目の動きと手の動きを連動させるので、運動系と視覚系の脳番地がきたえられます。

113 立つティラノサウルス

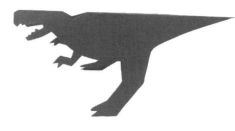

折り方	材料
2 三角2つ折り	折り紙（15cm角）1枚

型紙
（125%拡大）

POINT

足を少し開いて立たせます。うまく立たないときは、しっぽを切るなどしてバランスを調整してください。

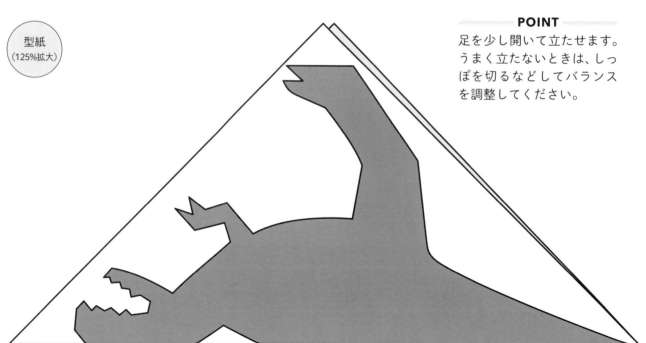

114 たたかうティラノサウルス

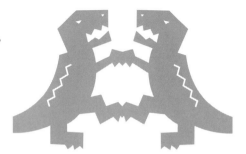

2 折り方
四角2つ折り

材料
折り紙（15cm角）1枚

POINT
カッターで切るか、
あとからペンなどで
書いてもいいです。

型紙
（実寸大）

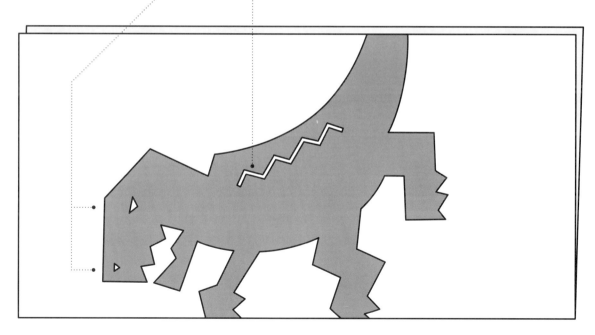

115 つながるアパトサウルス

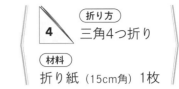

折り方
三角4つ折り

材料
折り紙（15cm角）1枚

型紙
（実寸大）

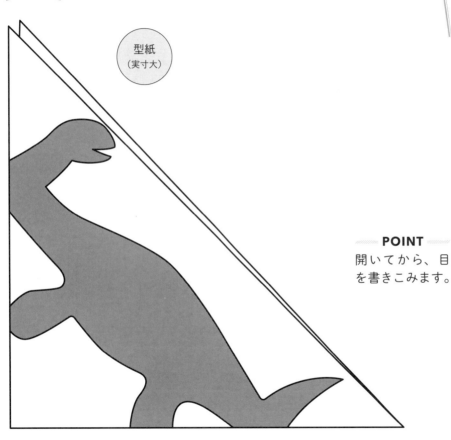

—— **POINT** ——
開いてから、目
を書きこみます。

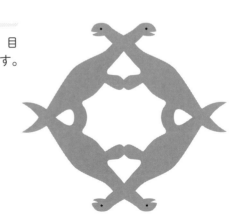

116 町とかいじゅう

2 （折り方）
四角2つ折り

（材料）
折り紙（15cm角）1枚

| アレンジ |
背中のギザギザの数などを
アレンジして、好きなかいじゅうを
作りましょう。

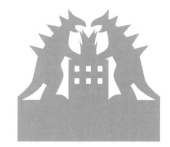

型紙
（実寸大）

······ 切りこみ

POINT
カッターで切るか、
はさみで切れ目を入
れてから切ります。

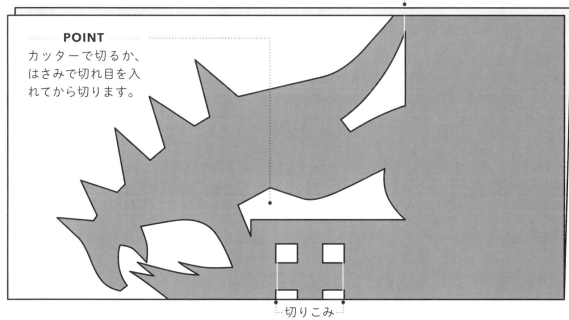

切りこみ

117 手つなぎこびとさん

折り方	材料
6 じゃばら6つ折り	折り紙（15cm角）1枚

型紙
（実寸大）

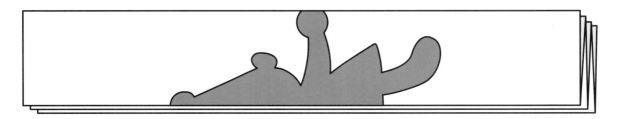

| アレンジ |
たくさん作ってつなげると
かわいいです。

172 ● きょうりゅう・そのほか

118 天使

4

（折り方）
じゃばら4つ折り（半分）

（材料）
折り紙（15cm角）1枚

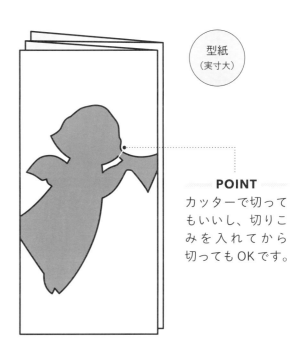

型紙
（実寸大）

POINT
カッターで切って
もいいし、切りこ
みを入れてから
切ってもOKです。

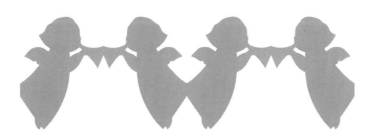

119〜122 ふきだし(4種)

2 折り方
四角2つ折り(半分)

材料
折り紙(15cm角)各1枚

POINT
開いたあと、不要なほうを切り落とします。

❶ 型紙(実寸大)

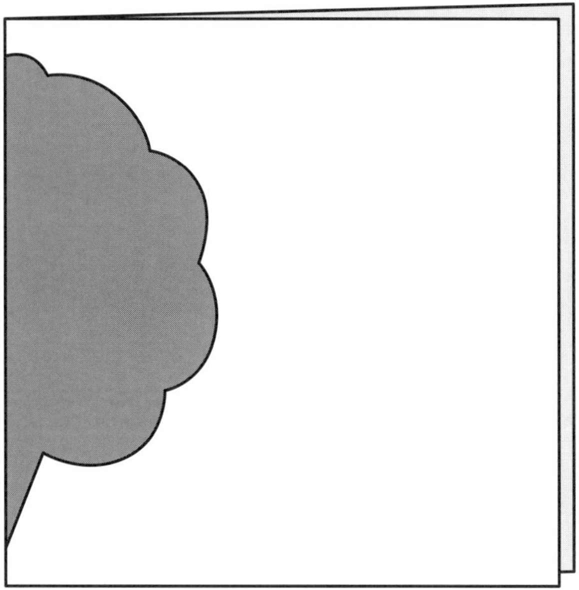

❷ 型紙(実寸大)

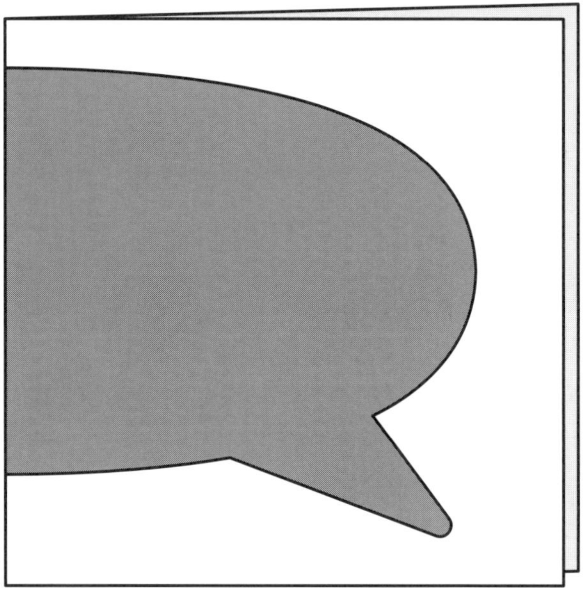

| アレンジ |

名札にしたり、コメントを書いてほかの作品と組み合わせたり、
いろいろな使い方を楽しんでください。

③
型紙
（実寸大）

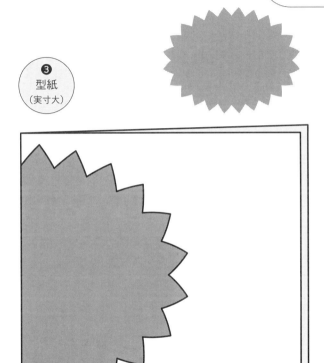

④
型紙
（実寸大）

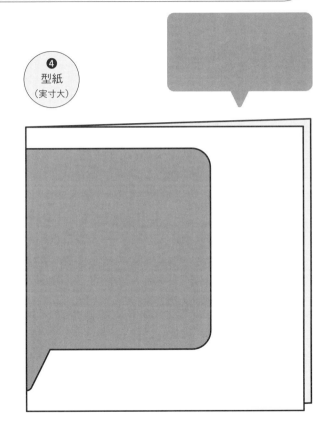

脳をきたえる 切り紙あそび ❽

最近の折り紙売り場を見ると、柄が豊富で、紙質や素材もさまざまな折り紙があふれています。

実は切り紙にとっては、切った形がわかりやすい、シンプルな色づかいの紙が向いています。でも、これだけいろいろな柄があるのですから、柄を思う存分に楽しめる、着せかえあそびをしてみましょう。

着せかえあそび

人形に、いろいろな服を着せて楽しみます。

どんな柄にするか紙を選ぶのはもちろん、柄をどのように使うか、そでの長さやふくらみ方、すその長さをどうするか、ちょっとかえるだけで新しい服が生まれます。折り返しなども使うとさらにデザインの幅が広がるので、発想力、創造力がきたえられます。

POINT

◆ 着かざりやすいよう、子どもよりはちょっと年齢が上の体型になっていますが、そのほうが洋服のアレンジがしやすいです。

◆ 髪の毛は、別に切ってはるようにするほうが、いろいろなスタイルを楽しめます。

切り紙の ここが 脳にきく!

・紙のどこを切るか、どの向きに切るかで、あらわれるもようがかわってくるので、楽しく洋服を作りながら、展開図をえがく力が育ちます。

・縦じまの折り紙だと思っていたら、90度向きをかえると横じまになるというような「ひらめき」が生まれる瞬間、脳の視覚系や理解系は大きな刺激を受けています。

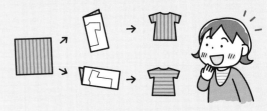

基本の人形

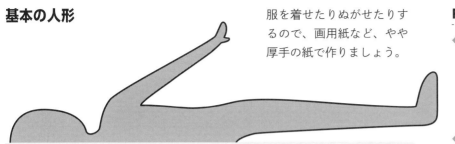

服を着せたりぬがせたりするので、画用紙など、やや厚手の紙で作りましょう。

POINT

◆折り紙はまん中で2つ折りにしなくても、使いたい柄を考えて、好きなところで折ってかまいません。ただし、裏側の紙からはみ出してないか、気をつけましょう。

◆折り返すと裏の色が出てきて、ポイントになります。えりやベルトを作るなど、工夫してみましょう。

洋服の例

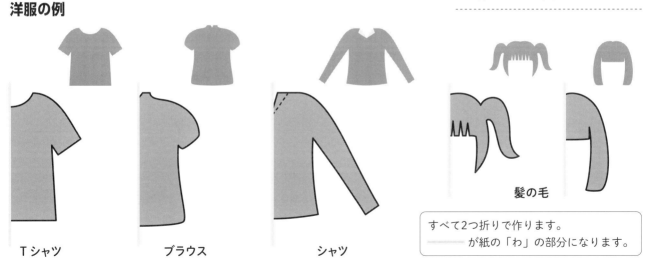

Tシャツ　　ブラウス　　シャツ

髪の毛

すべて2つ折りで作ります。
――――― が紙の「わ」の部分になります。

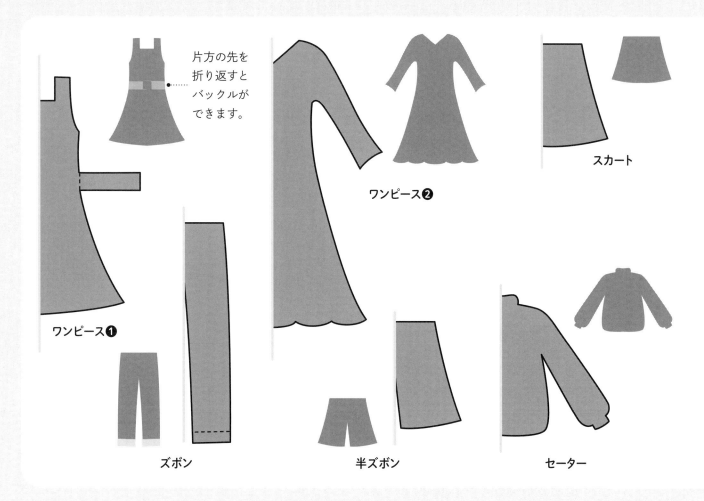

片方の先を
折り返すと
バックルが
できます。

ワンピース❷

スカート

ワンピース❶

ズボン

半ズボン

セーター

応用 **ワンピースで神経衰弱**

同じ型紙を使って、ワンピースをたくさん切りましょう。同じ折り紙から2着、ワンピースを切り出します。裏返して並べ、2枚めくります。同じ柄だったら自分のものにして、まためくれます。ちがう柄だったら、次の人の番です。たくさんのワンピースを手に入れましょう！

POINT

◆ Tシャツなど、別の洋服にかえてもかまいません。

◆ いろいろな種類の服でたくさん作り、コーディネートを先に完成させたほうが勝ち、などのアレンジもできます。

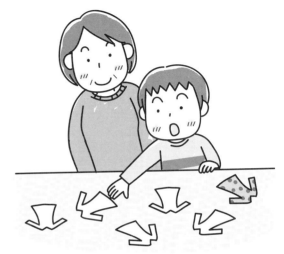

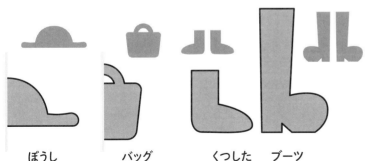

ぼうし　　　バッグ　　　くつした　ブーツ
　　　　　　　　　　　　　つながってなくてOK！

切り紙の
ここが
脳にきく！

神経衰弱は、イメージ記憶をきたえるのによいあそびです。トランプでやるときは数字をおぼえますが、折り紙だと色や柄で記憶するので、右脳への刺激になります。

お正月（かがみもち／はごいた／はね／こま）

2 折り方
四角2つ折り

材料
折り紙（7.5cm角）各1枚

かがみもち
型紙
（実寸大）

はごいた
型紙
（実寸大）

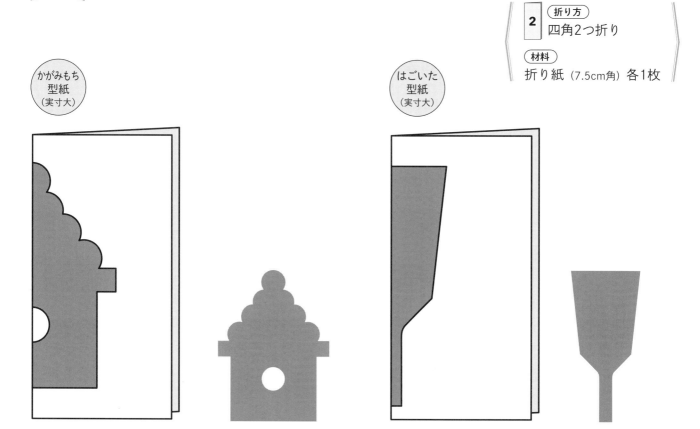

POINT

切りとったものに色を
ぬったりすると、より
ステキになります。

──│ アレンジ │──

切りぬいたあとの紙は、ステンシルの
台紙（132 ページ）としても使えるので
ていねいに切りましょう。

はね
型紙
（実寸大）

こま
型紙
（実寸大）

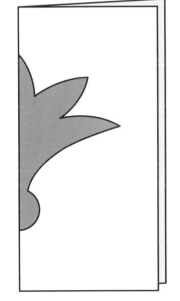

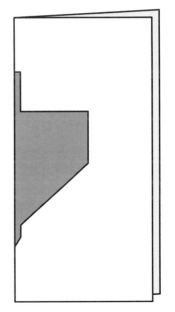
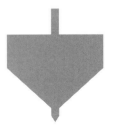

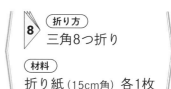

127 128 バレンタイン（ハートかざり2種）

折り方
三角8つ折り

材料
折り紙（15cm角）各1枚

型紙
（実寸大）

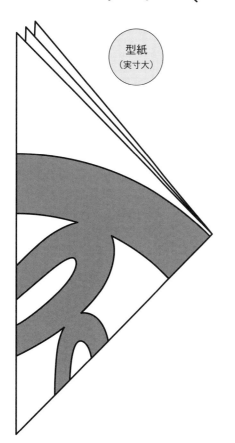

───┃ アレンジ ┃───

ハートは、アレンジしやすい
モチーフです。
いろいろな折り方で、ハートのかざりを
考えてみましょう。

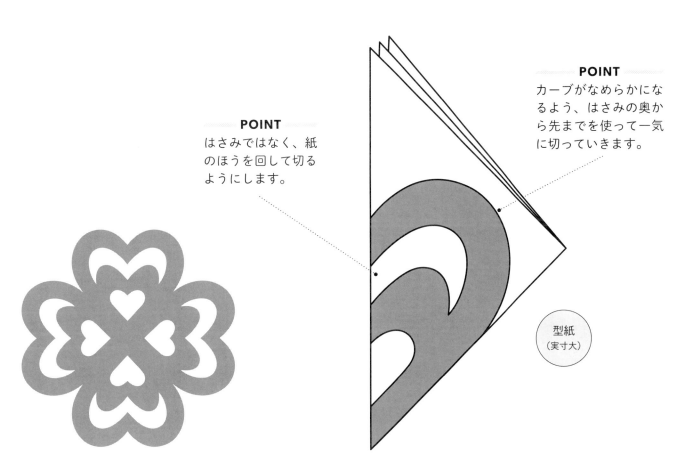

POINT
はさみではなく、紙
のほうを回して切る
ようにします。

POINT
カーブがなめらかにな
るよう、はさみの奥か
ら先までを使って一気
に切っていきます。

型紙
（実寸大）

ひなまつり（おびな / めびな）

2	折り方	材料
	四角2つ折り	折り紙（15cm角）各1枚

POINT

まん中を少し山折りに
すると、立ててかざる
ことができます。

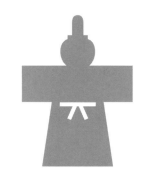

おびな
型紙
（実寸大）

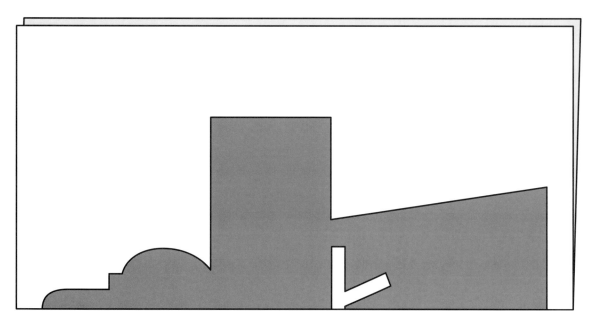

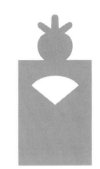

───| アレンジ |───
厚手の紙で作り、和紙などをはって
着物やかんむりをかざると、
さらにステキになります。

めびな
型紙
（実寸大）

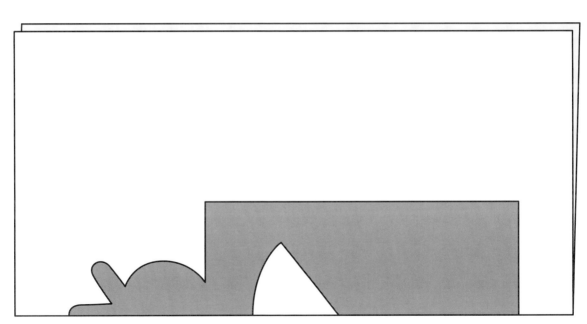

131 こどもの日（こいのぼり）

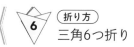

〈折り方〉
三角6つ折り

〈材料〉
折り紙（15cm角）1枚

型紙
（実寸大）

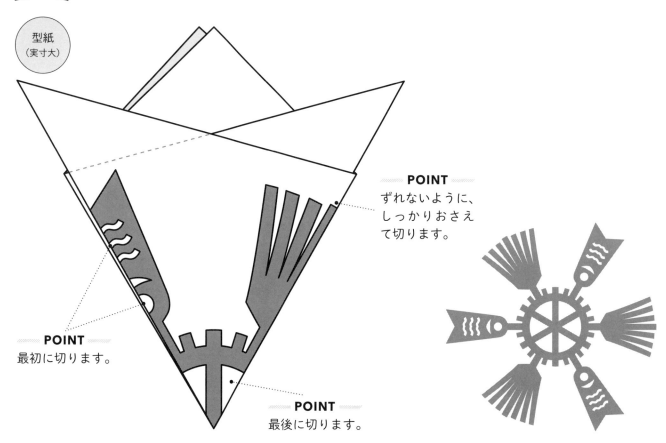

POINT
ずれないように、
しっかりおさえ
て切ります。

POINT
最初に切ります。

POINT
最後に切ります。

132 花火

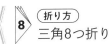

8 〔折り方〕 三角8つ折り 〔材料〕 折り紙 (15cm角) 1枚

【しあげ】

少しずらして重ね、のりではります。いろいろな色やサイズの紙で切って、組み合わせを楽しみましょう。

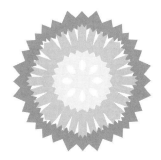

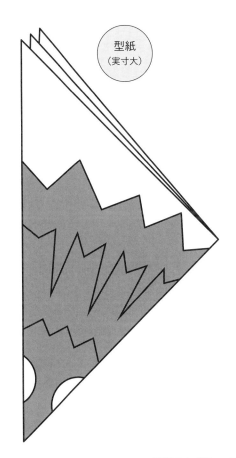

型紙
（実寸大）

133 134 たなばた（あみかざり/ちょうちん）

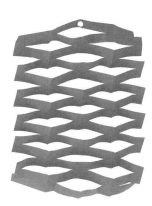

折り方	材料
4 じゃばら4つ折り	折り紙（15cm角）1枚

【しあげ】

切りこみを入れたあ
と、ゆっくり開き、
縦につるします。

─┃ アレンジ ┃─
切りこみの幅をせまくすると、
あみ目がふえます。

あみかざり
型紙
（実寸大）

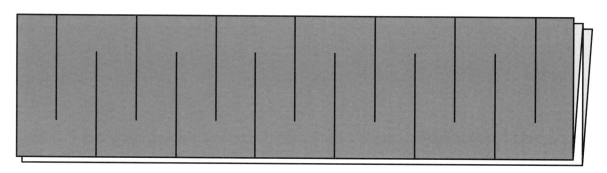

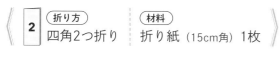

2 （折り方）　四角2つ折り　｜（材料）折り紙（15cm角）1枚

【しあげ】

くるっとまるめてのりづけ
し、上下からやさしくおさ
えて中央をふくらませます。

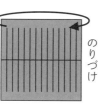

のりづけ

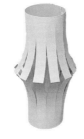

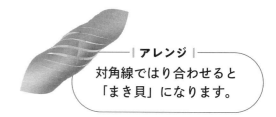

｜ **アレンジ** ｜
対角線ではり合わせると
「まき貝」になります。

ちょうちん
/まき貝
型紙
（実寸大）

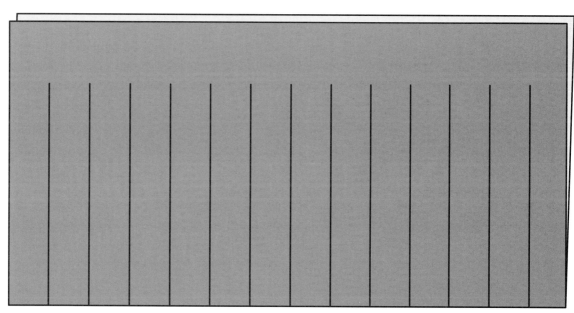

季節のかざり ● 189

135 136 お月見（うさぎ / すすき）

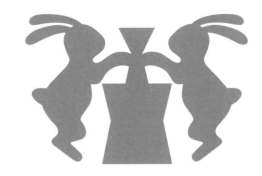

折り方	材料
2 三角2つ折り	折り紙（15cm角）1枚

うさぎ
型紙
（125%拡大）

POINT

黒い紙で作り、黄色
い紙をまるく切った
ものにはると、月に
うさぎのもちつきに
なります。

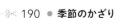

2	(折り方) 四角2つ折り	(材料) 折り紙 (15cm角) 1枚

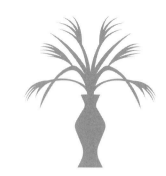

POINT
切り落とさないように注
意しながら、なるべく細
くするときれいです。

すすき
型紙
(実寸大)

切りこみ

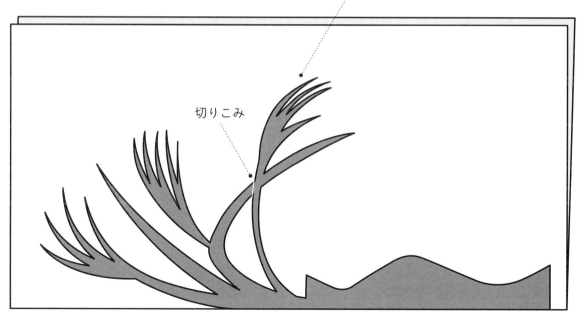

ハロウィン（かぼちゃ / こうもり / クモの巣^す）

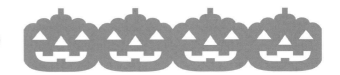

8 〔折り方〕
じゃばら8つ折り（半分）

〔材料〕
折り紙（15cm角）1枚

かぼちゃ
型紙
（実寸大）

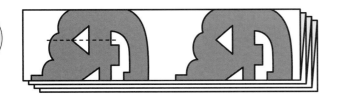

POINT

目はカッターで切るか、鼻
と口を切ったあと開いて、
折る位置をかえてからはさ
みで切ります。
難しければ、ペンで書いて
もかまいません。

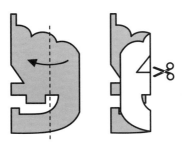

┤ アレンジ ├
1枚の折り紙から、計4枚
（かぼちゃ16個、こうもり16ぴき）が
作れます。のりではってつなげて、
長くしてかざりましょう。

8

〔折り方〕 じゃばら8つ折り （半分）　　〔材料〕 折り紙 （15cm角） 1枚

こうもり
型紙
（実寸大）

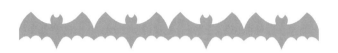

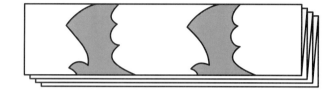

10

〔折り方〕 三角10折り

〔材料〕 折り紙 （15cm角） 1枚

クモの巣
型紙
（実寸大）

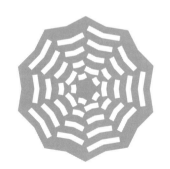

POINT

黒で作るとハ
ロウィンっぽ
くなります。

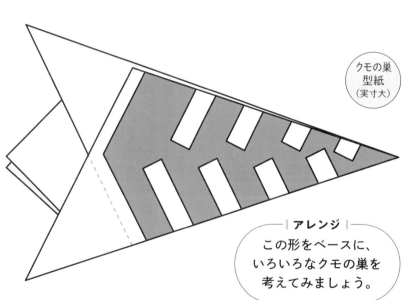

│ アレンジ │

この形をベースに、
いろいろなクモの巣を
考えてみましょう。

クリスマス（ツリー/リース/リースかざり3種）

2 〔折り方〕
四角2つ折り

〔材料〕
折り紙（15cm角）4枚

【しあげ】

内側全体にのりをぬり、半面ずつをはり合わせます。シールなどでかざってもステキです。

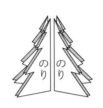

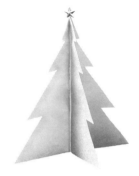

ツリー
型紙
（実寸大）

POINT
見せたい面を内側
にして折り、4枚
重ねて切ります。

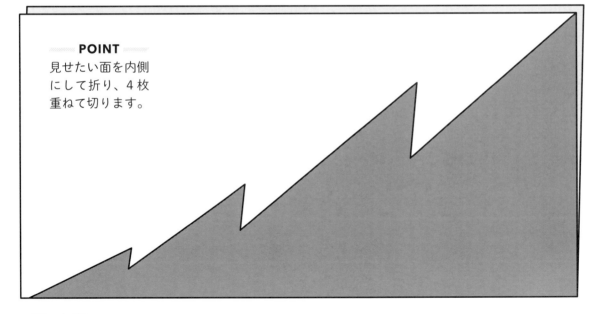

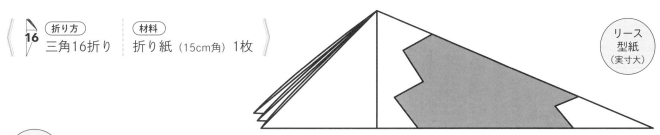

16 〔折り方〕 三角16折り ｜ 〔材料〕 折り紙（15cm角）1枚

リース型紙（実寸大）

リースかざり型紙（実寸大）

2 〔折り方〕 四角2つ折り ｜ 〔材料〕 折り紙（7.5cm角）リボン・ベル各1枚、ひいらぎ2枚

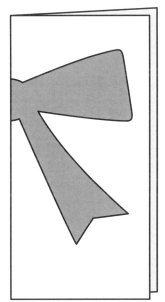
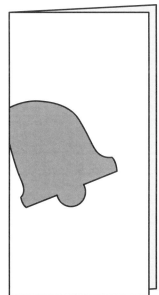
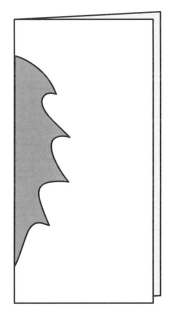

【しあげ】

リースを開き、リースかざりやシールでデコレーションしましょう。

雪だるま(2種)

折り方 じゃばら4つ折り

材料 折り紙（15cm角）1枚

雪だるま
型紙
（実寸大）

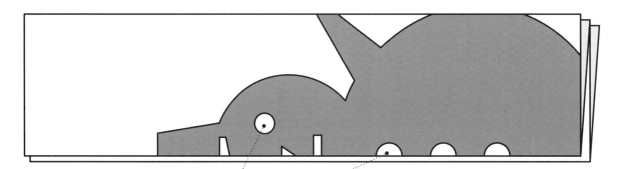

=== **POINT** ===

目やボタンは、1穴パン
チを使ってあけてもいい
し、あとからまるいシー
ルをはるのでもいいです。

| アレンジ |

雪だるまのまん中を山折りに、
つながった部分を谷折りにして
立てることもできます。

〔材料〕 折り紙（15cm角） 1枚

POINT

紙のほうを動かしながら、
ていねいに切りましょう。

【しあげ】

まん中の部分を反対側に折り、コップや
ペットボトルをはさみます。それぞれに
好きな折り紙で作ると、自分のものがわ
かりやすくなるでしょう。

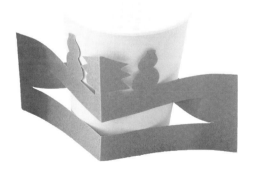

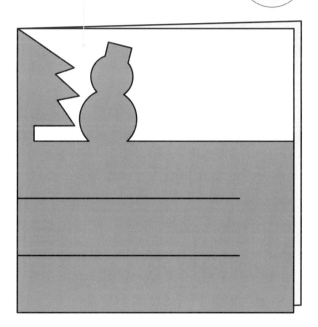

147 148 誕生日（ケーキ/にぎやかモビール）

2 折り方
四角2つ折り（半分）

材料
折り紙（15cm角）1枚

アレンジ
開いたあとに色をぬったり、
シールをはってもいいです。

POINT
にぎやかモビールは、
キラキラ光る紙を使
うと、ゆれたときに
きれいです。

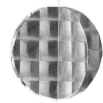

ケーキ
型紙
（実寸大）

POINT
細いのでてい
ねいに切りま
しょう。

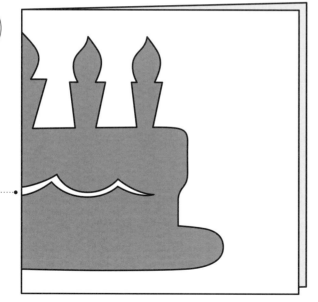

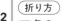

| **2** | 〔折り方〕 四角2つ折り | 〔材料〕 折り紙（15cm角）3枚 |

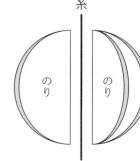

糸

のり　のり

━ | アレンジ | ━
大きな紙で作ると、
いっそうはなやかです。

【しあげ】
大・中・小それぞれの内側全体に
のりをぬり、まん中に糸をはさん
で、半面ずつをはり合わせます。

にぎやか
モビール
型紙
（実寸大）

POINT
見せたい面を内側にして折り、
3枚重ねて切ります。

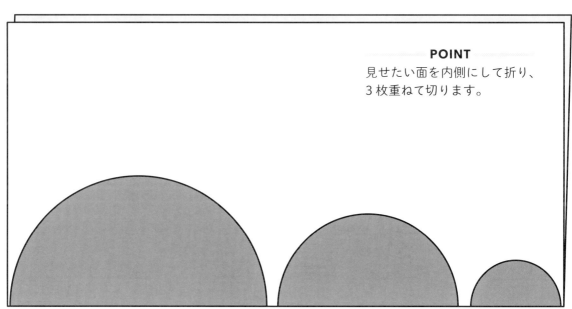

149 ふわふわバスケット

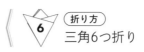

折り方
三角6つ折り

材料
折り紙（15cm角）1枚

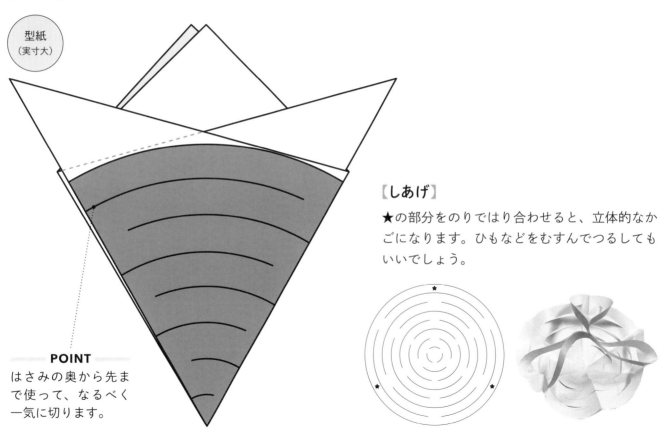

型紙
（実寸大）

POINT
はさみの奥から先ま
で使って、なるべく
一気に切ります。

【しあげ】

★の部分をのりではり合わせると、立体的なか
ごになります。ひもなどをむすんでつるしても
いいでしょう。

150 ボトルかざり

折り方	材料
4 三角4つ折り	折り紙（15cm角）1枚

【しあげ】

そっと開いて広げ、ボトルなどに
かぶせます。色や質感のちがう紙
で作って重ねてもいいでしょう。

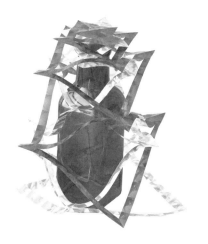

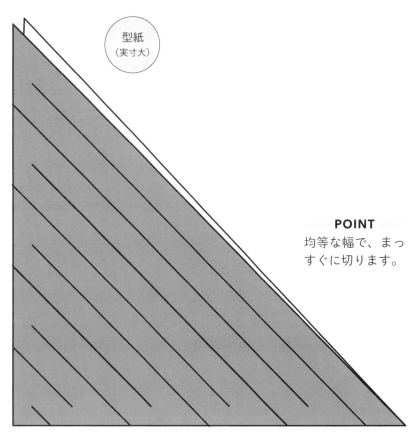

型紙
（実寸大）

POINT
均等な幅で、まっ
すぐに切ります。

脳をきたえる
切り紙あそび。

日本に伝統的にある「家紋」は、平安時代ごろに貴族社会で生まれ、武士へと広がり、江戸時代には庶民もまねるようになりました。幾何学模様や自然の動植物をモチーフにしたものなど、それぞれが意味をもち、おどろくほどのパターンがあります。

これらの紋を、紙に切ってあそんだのが「紋切り」です。単純なものから複雑なものまで、大人も子どもも楽しんだといいます。紙を折り、型を重ね、型通りに切るのは、まさに切り紙の元祖と言えるでしょう。

204 ページから代表的な紋切りを紹介していますが、それ以外にも、自分の家の家紋や戦国武将の紋や旗印など、本やネットでお手本を探し、切り紙で作ってみましょう。

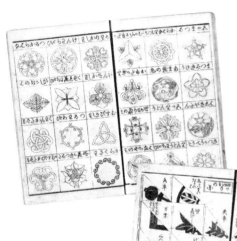

『紋切形』(楓川市隠
著、弘化 5 年 [1848]
刊)より

切り紙の
ここが
脳にきく!

どこをまん中にもってくれば左右対称に作れるか、四角 4 つ折りや三角 6 つ折りなどで作れないかなど、図形をしっかり見る観察力や、図形を回転させて考える展開力がきたえられます。また、亀甲三羽鶴(219 ページ)のように、対称になっていないように見える図形を、しあげのひと工夫で完成させるひらめき力も育つでしょう。

自分の紋を作ろう

これまでに登場した「ちょう」や「とんぼ」などのシンプルなものに、○や□の枠をつけるように切っただけでも、立派な「自分紋」のできあがりです。あるいは逆に、りんごやメロンのなかにハートや星を切ってもいいでしょう。

POINT

◆バラバラになってしまわないよう、217 ページの「吉」の字のように、一部をつなげておくなどの工夫が必要です。

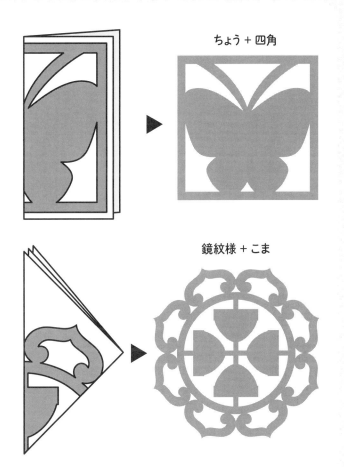

ちょう＋四角

とんぼ×2 ＋ 丸

鏡紋様 ＋ こま

葉・折り方	材料
4 四角4つ折り	折り紙 (15cm角) 1枚

型紙
(実寸大)

由来
仲よく円満なことを
あらわします。

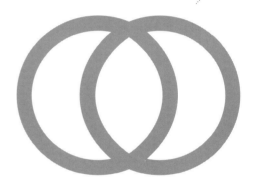

POINT
きれいな円になるよ
うに、頂点に注意！
(→ 49 ページ)

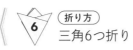

152 一重亀甲

ひとえきっこう

〈 (折り方) 三角6つ折り | (材料) 折り紙 (15cm角) 1枚 〉

由来

六角形は、長寿のシンボルである亀のこうらからきています。

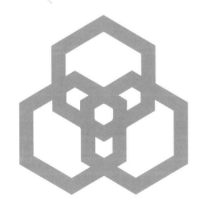

POINT

まっすぐに、平行に切るときれいです。カッターで切ると、よりきれいにしあがります。

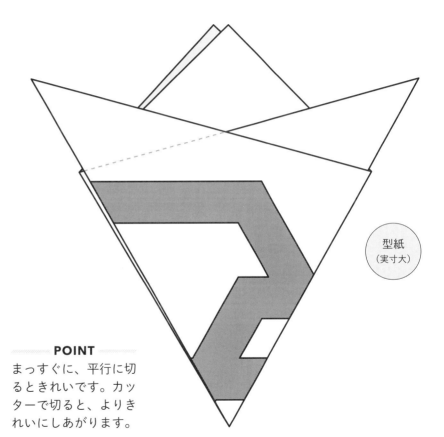

型紙
（実寸大）

重ね井桁

<ruby>井桁<rt>いげた</rt></ruby>

折り方	材料
4 三角4つ折り	折り紙（15cm角）1枚

型紙
（実寸大）

POINT
カッターとじょうぎ
を使うと、まっすぐ
できれいな紋様にな
ります。

由来
人の生活に欠かせ
ない井戸から作ら
れた紋様です。

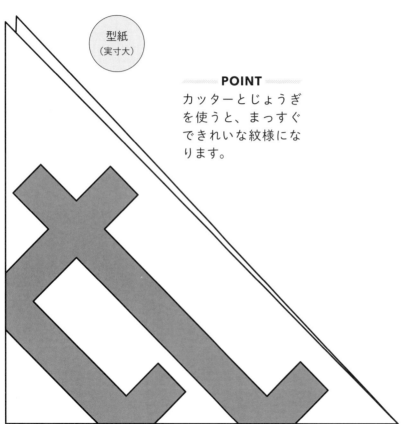

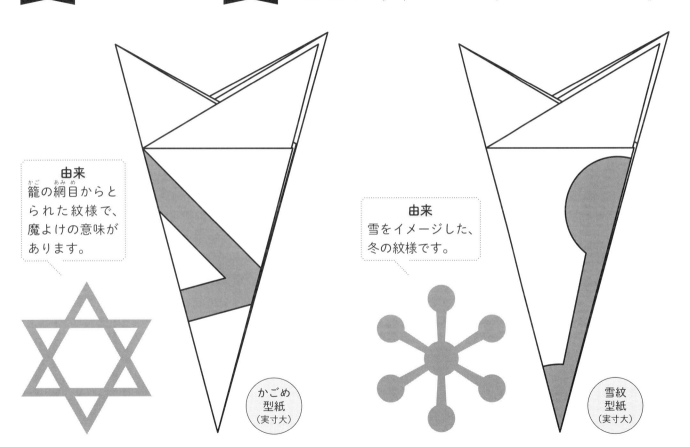

154 かごめ

155 雪紋 (ゆきもん)

折り方 12 三角12折り | 材料 折り紙（15cm角）各1枚

由来
籠（かご）の網目（あみめ）からとられた紋様で、魔よけの意味があります。

由来
雪をイメージした、冬の紋様です。

かごめ
型紙
（実寸大）

雪紋
型紙
（実寸大）

156 菱紋
ひしもん

〈 【折り方】 4　三角4つ折り ｜ 【材料】 折り紙（15cm角）1枚 〉

型紙
（実寸大）

由来
ひし形は、縄文土器にも使われている古くからある紋様です。重ねたり、中に別のもようを入れたり、アレンジも豊富です。

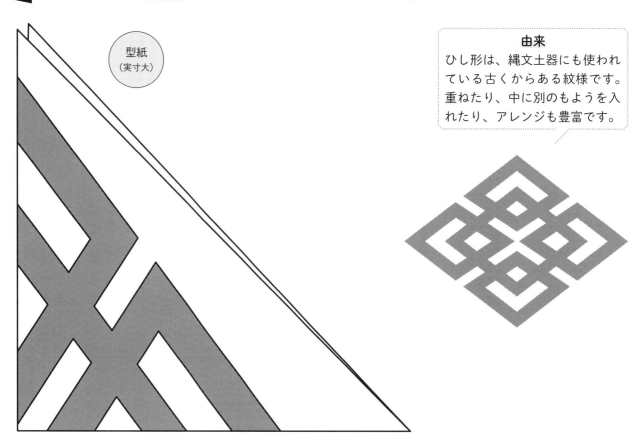

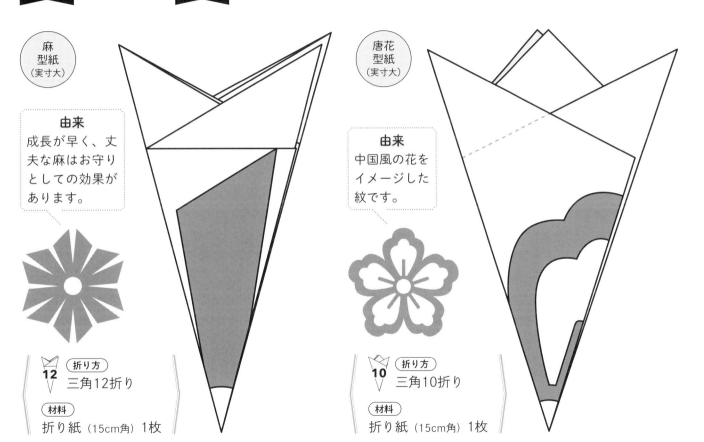

157 麻 <ruby>麻<rt>あさ</rt></ruby>

158 唐花 <ruby>唐花<rt>からはな</rt></ruby>

麻
型紙
（実寸大）

由来
成長が早く、丈夫な麻はお守りとしての効果があります。

12 折り方
三角12折り

材料
折り紙（15cm角）1枚

唐花
型紙
（実寸大）

由来
中国風の花をイメージした紋です。

10 折り方
三角10折り

材料
折り紙（15cm角）1枚

159 三つ葉葵 みつばあおい

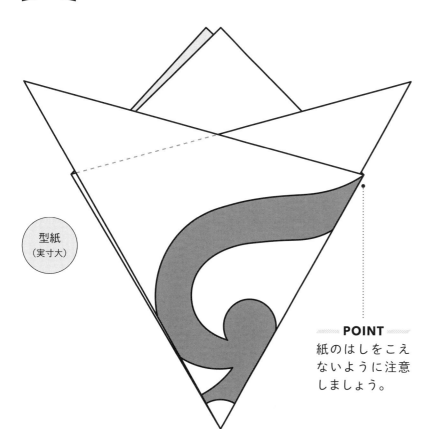

6 〔折り方〕三角6つ折り ｜ 〔材料〕折り紙（15cm角）1枚

型紙
（実寸大）

POINT
紙のはしをこえ
ないように注意
しましょう。

由来
葉先が常に太陽を向くため幸
先がいい植物とされた葵。ハー
トの形の葉が特徴的です。

160 鏡紋様

かがみもんよう

〈 折り方 16 三角16折り │ 材料 折り紙（15cm角）1枚 〉

型紙
（実寸大）

由来
神聖な道具であった鏡は、魔よけの効果も期待されます。

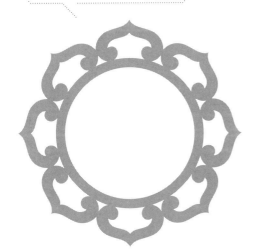

─│ **アレンジ** │─
まん中にお気に入りの
写真などを入れて
フォトフレームにしても
いいです。

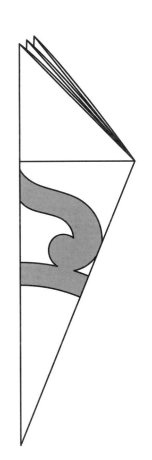

161 丸に梅鉢　162 陰の八重梅

10 〔折り方〕
三角10折り

〔材料〕
折り紙（15cm角）各1枚

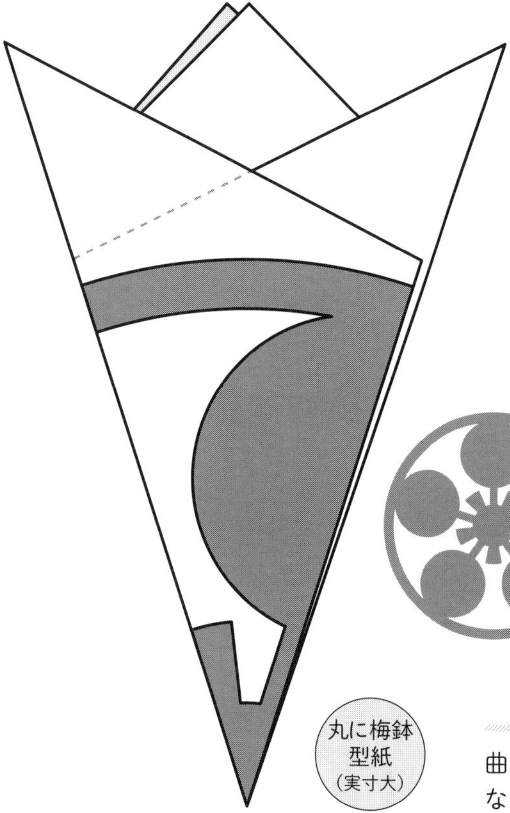

丸に梅鉢
型紙
（実寸大）

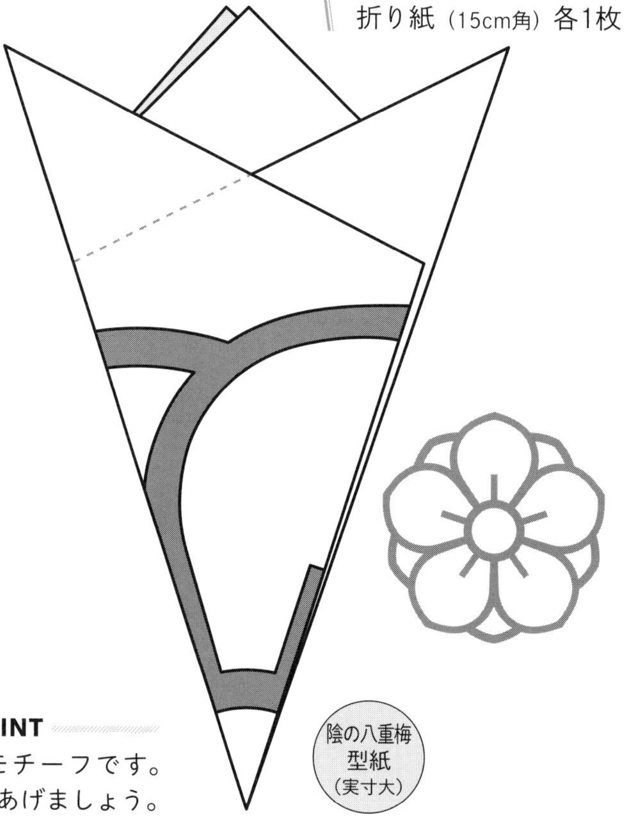

陰の八重梅
型紙
（実寸大）

POINT
曲線が多いモチーフです。
なめらかにしあげましょう。

163 三つ割なでしこ

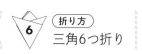

折り方	材料
6 三角6つ折り	折り紙（15cm角）1枚

由来
なでしこは、万葉集の時代から愛される可憐（かれん）な花です。

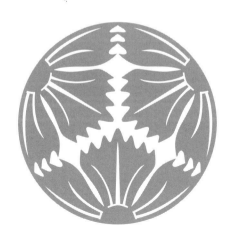

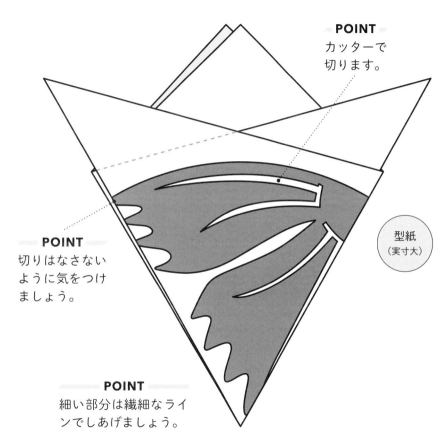

POINT
カッターで
切ります。

POINT
切りはなさない
ように気をつけ
ましょう。

型紙
（実寸大）

POINT
細い部分は繊細なライ
ンでしあげましょう。

164 青海波

せいがいは

型紙
（実寸大）

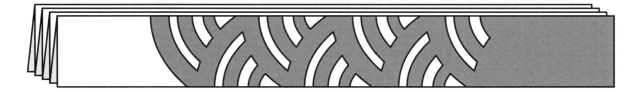

POINT
細かいくり返しを、ゆっくり、慎重に切っていきましょう。

由来
無限に続く波のように、おだやかな生活が末永く続くことを祈る紋様です。

165 うろこ紋 | 166 麻の葉

由来
どちらも厄よけの
古典的紋様です。

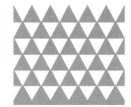

うろこ紋
型紙
（実寸大）

12 折り方
じゃばら12折り

材料
折り紙（15cm角）1枚

※じゃばら6つ折りをさらに半分にします。

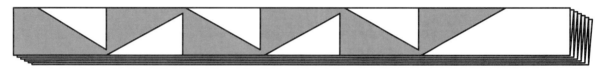

POINT
カッターとじょうぎ
を使い、切り落とさ
ないように慎重に切
りましょう。

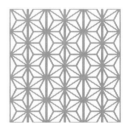

麻の葉
型紙
（実寸大）

6 折り方
じゃばら6つ折り

材料
折り紙（15cm角）1枚

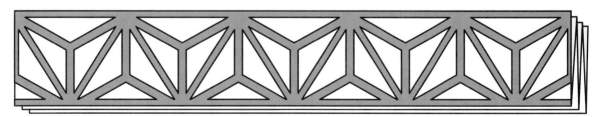

167 鏡富士

折り方
三角2つ折り

2

材料
折り紙 (15cm角) 1枚

由来
日本一の霊峰・富士山。
水面に映る鏡富士はめ
でたさも2倍です。

型紙
(125%拡大)

/////// **POINT** ///////
カッターで切ります。
雪はシャープに、雲
はなだらかに切りま
しょう。

168 吉

〈 **2** | (折り方) 四角2つ折り | (材料) 折り紙 (15cm角) 1枚 〉

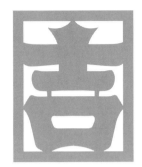

POINT
カッターで切るか、
はさみで切れ目を入
れてから切ります。

| アレンジ |
ほかにも
左右対称の文字で作れないか
探してみましょう。

型紙
(実寸大)

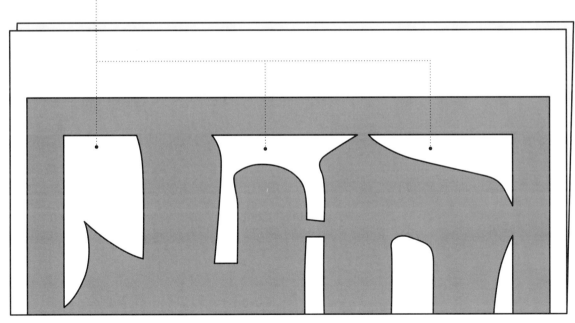

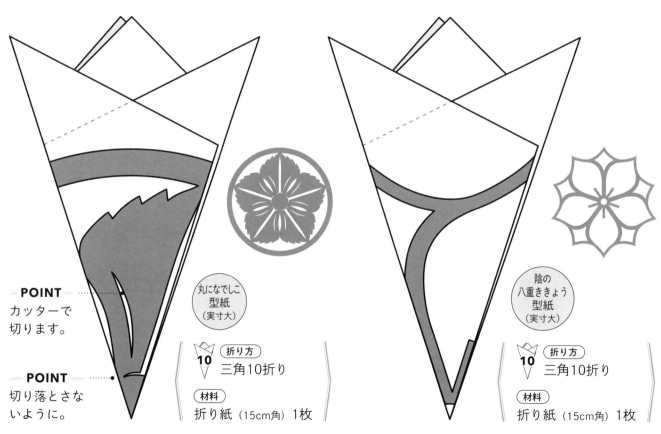

POINT
カッターで
切ります。

POINT
切り落とさな
いように。

丸になでしこ
型紙
（実寸大）

折り方
10 三角10折り

材料
折り紙 （15cm角） 1枚

陰の
八重ききょう
型紙
（実寸大）

折り方
10 三角10折り

材料
折り紙 （15cm角） 1枚

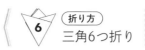

171 亀甲三羽鶴

きっこうさんばづる

〈 6 〉 **折り方** 三角6つ折り | **材料** 折り紙 (15cm角) 1枚

型紙 (実寸大)

由来
長寿の象徴である亀と鶴を
重ねためでたい紋様です。

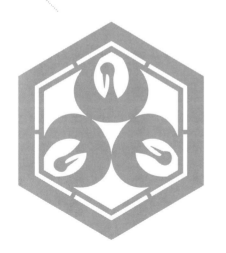

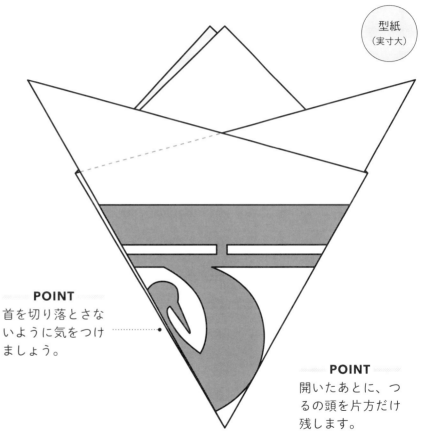

POINT
首を切り落とさな
いように気をつけ
ましょう。

POINT
開いたあとに、つ
るの頭を片方だけ
残します。

脳をきたえる
切り紙あそび⑩

折って、書いて、切って、というさまざまな形で脳にはたらきかける切り紙ですが、切り紙を切って終わりにしないことで、さらに脳のもつ力を引き出していくことができます。
これまで紹介してきたあそび以外にも、自分なりに工夫して、楽しさを見つけていってください。それがなによりの脳へのごちそうです！

かざる・贈る

作品をどんなところにかざるといいか、どんな使い方ができるかを考えるという「創意工夫」は、脳を大いに活性化させます。はがきや贈り物にはることで、コミュニケーションのきっかけにもなるでしょう。

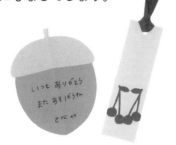

立体にする

平面の折り紙が、切ったりはったりすることで立体になるというおもしろさを生かして、新しい使い方、かざり方を考えてみましょう。

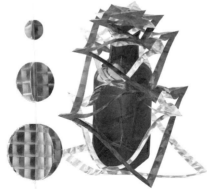

オリジナルの作品を考える

本書で紹介したたくさんの型紙を参考に、新しい作品を生み出してみましょう。切る角度を変えてみる、もう１カ所切ってみる、あるいは切り落とす場所にもう一つモチーフを加えてみるなどのアレンジから始めて、やがてはまったくのオリジナルの作品にもチャレンジしてみてください。

切り紙の
すべてが
脳にきく！

モチーフ別さくいん

作品名ではなく、用いられたモチーフでまとめたさくいんです。
作りたいモチーフがある場合は、ここから探すと便利です。

や

ら・わ

脳科学監修 加藤俊徳 / かとう・としのり

医学博士、小児科専門医。株式会社「脳の学校」代表、加藤プラチナクリニック院長、昭和大学客員教授。発達脳科学・MRI脳画像診断の専門家。脳番地トレーニングの提唱者。子どもから超高齢者まで数万人以上の脳を分析し、発達障害や認知症の診断・予防医療を実践。著書・監修書に『子どもの脳がみるみる育つ新習慣』（KADOKAWA）、『頭がよくなる！寝るまえ1分おんどく366日』（西東社）、『すごい左利き』（ダイヤモンド社）など多数。

加藤プラチナクリニック　https://www.nobanchi.com

作品監修 小林一夫 / こばやし・かずお

和紙の老舗「ゆしまの小林」の4代目として染紙技術やおりがみなどの展示・講演活動を通して、和紙文化の普及と継承に力を注いでいる。1985年、韓国政府より大韓民国社会教育文化章受章。2000年以降、世界各国にて和紙工芸作品巡回展を開催するなど海外イベントも多数手がける。現在、お茶の水 おりがみ会館館長、NPO法人国際おりがみ協会理事長、全日本紙人形協会会長などを務める。著書に『孫の心をわしづかみ おもしろ！ビックリ！おりがみ手品』（PHP研究所）、『折紙の文化史』（里文出版）など多数。

〈お茶の水 おりがみ会館〉
〒113-0034　東京都文京区湯島1-7-14
TEL：03-3811-4025（代）　https://www.origamikaikan.co.jp

集中力・思考力・創造力が身につく！「育脳」切り紙あそび大全171

2022年2月2日　第1版第1刷発行
2023年6月1日　第1版第4刷発行

監修者　加藤俊徳・小林一夫
発行者　村上雅基
発行所　株式会社PHP研究所
　　　　京都本部　〒601-8411　京都市南区西九条北ノ内町11
　　　　［内容のお問い合わせは］　暮らしデザイン出版部　☎075-681-8732
　　　　［購入のお問い合わせは］　普　及　グ　ル　ー　プ　☎075-681-8818
印刷所　大日本印刷株式会社

Staff

● **編集・構成**
株式会社ワード

● **装幀**
村田沙奈（株式会社ワード）

● **撮影**
株式会社BRIO

● **本文デザイン**
株式会社ワード

● **図案トレース**
株式会社ワード
株式会社ウエイド 手芸制作部

● **イラスト**
さややん。